Andreas Hagen, Michael Entezami

Sonographische Pränataldiagnostik

Frauenärztliche Taschenbücher

Herausgegeben von
Thomas Römer und Andreas D. Ebert

Andreas Hagen, Michael Entezami

Sonographische Pränataldiagnostik

Ersttrimesterscreening

DE GRUYTER

Dr. Andreas Hagen und **Priv.-Doz. Dr. Michael Entezami**
Zentrum für Pränataldiagnostik-Kudamm-199
Kurfürstendamm 199
10719 Berlin
E-Mail: info@kudamm-199.de

Das Buch enthält 212 Abbildungen.

ISBN 978-3-11-053550-1
e-ISBN (PDF) 978-3-11-053677-5
e-ISBN (EPUB) 978-3-11-053551-8

Library of Congress Cataloging-in-Publication data
Names: Hagen, Andreas, author. | Entezami, Michael, author.
Title: Sonographische Pranataldiagnostik : Ersttrimesterscreening / Andreas Hagen, Michael
    Entezami.
Description: Berlin; Boston: Walter de Gruyter, GmbH, [2018] | Series: Frauenarztliche Taschen-
    bucher | In German. Summary in English. | Includes bibliographical references and index.
Identifiers: LCCN 2018019756 (print) | LCCN 2018020312 (ebook) | ISBN 9783110536775 (electronic
    Portable Document Format (pdf)) | ISBN 9783110535501 (print : alk. paper) | ISBN 9783110535518
    (e-book epub : alk. paper) | ISBN 9783110536775 (e-book pdf : alk. paper)
Subjects: LCSH: Generative organs, Female--Ultrasonic imaging. | Ultrasonics in obstetrics. | Di-
    agnostic ultrasonic imaging. | Pregnancy--Trimester, First.
Classification: LCC RG107.5.U4 (ebook) | LCC RG107.5.U4 H338 2018 (print) | DDC 618.2/07543--dc23
LC record available at https://lccn.loc.gov/2018019756

Bibliografische Information der Deutschen Nationalbibliothek
Die Deutsche Nationalbibliothek verzeichnet diese Publikation in der Deutschen Nationalbiblio-
graphie; detaillierte bibliografische Daten sind im Internet über http://dnb.d-nb.de abrufbar.

© 2018 Walter de Gruyter GmbH, Berlin/Boston
Satz: L42 AG, Berlin
Druck und Bindung: CPI books GmbH, Leck
Umschlagabbildung: Dr. Andreas Hagen

www.degruyter.com

Vorwort

Ultraschall-Untersuchungen sind zum festen Bestandteil einer jeden Schwangerschaftsbetreuung in entwickelten Industrieländern geworden. Die Mutterschaftsrichtlinien sehen dafür in Deutschland einen Ultraschall um die 10., 20. und 30. Schwangerschaftswoche als Screeninguntersuchung vor. Technische Fortschritte beim Ultraschall und insbesondere die Einführung der inzwischen flächendeckend etablierten, standardisierten Methode zur Nackendicke-Messung haben in den vergangenen Jahren zu einer völlig neuen und differenzierteren Betrachtung des Feten im 1. Trimenon geführt. Über eine detaillierte und systematische Untersuchung des Feten können durch einen erfahrenen Untersucher schon früh mehr als die Hälfte der schweren und komplexen Fehlbildungen erkannt werden. Juristische Vorgaben wie das Gendiagnostikgesetz stellen neue und höhere Anforderungen an die Qualifikation zur genetischen Beratung und vorgeburtlichen Risikoabklärung. Zusätzlich gilt es, die Möglichkeiten, aber auch klaren Grenzen der fetalen Chromosomenanalyse aus mütterlichem Blut (cfDNA) über nicht invasive Pränataltests (NIPT) zu erkennen.

Neben dem verbesserten Screening auf Chromosomenstörungen existieren inzwischen auch Algorithmen, die eine frühe Prädiktion späterer Schwangerschaftskomplikationen wie der Präeklampsie oder der Wachstumsrestriktion zulassen und damit die Möglichkeit für eine wirksame Prävention geben. Diese Vielzahl an Untersuchungsinhalten wird nach Auffassung von Prof. Nicolaides dazu führen, dass zukünftig schon im 1. Trimenon über Art und Umfang der gesamten Schwangerschaftsbetreuung entschieden werden kann.

Diese umfassenden Entwicklungen haben wir zum Anlass genommen, einen bisher im deutschsprachigen Raum noch nicht vorhandenen Ultraschall-Wegweiser für die tägliche Praxis zusammenzustellen, wobei die Komplexität der Thematik einen Anspruch auf Vollständigkeit ausschließt. Unter Berücksichtigung der aktuellen Vorgaben und Empfehlungen der Mutterschaftsrichtlinien, der DEGUM, ISUOG und FMF-England haben wir das Buch in zwei Kapitel unterteilt. Im 1. Kapitel wird auf die Basisdiagnostik im 1. Trimenon eingegangen, auch unter Berücksichtigung der gestörten Frühgravidität und Extrauteringravidität. Im 2. Kapitel betrachten wir das Ersttrimesterscreening unter dem Aspekt der frühen Fehlbildungsdiagnostik, der Untersuchung zur Risikoabschätzung für Chromosomenstörungen und gehen auf die Möglichkeiten des Präeklampsiescreenings ein.

Das Inhaltsverzeichnis lässt erkennen, dass sich dieses Buch mit etwa 200 aussagekräftigen und ausführlich beschrifteten Abbildungen vorrangig an Gynäkologen wendet, welche die Grundlagen der Ultraschalldiagnostik beherrschen und ihre Kenntnisse erweitern möchten. Aber auch Ärzte, die bereits nach DEGUM-Stufe I bzw. Stufe II zertifiziert sind, profitieren von dem vermittelten Wissen. Das Bildmaterial stammt zum überwiegenden Teil aus den letzten 5 Jahren unter Nutzung modernster US-Geräte (GE Voluson E8 und E10 expert). Dennoch kann es bei der rasanten technischen Entwicklung im pränatalen Ultraschall nur eine Momentaufnahme sein.

Berlin, Juli 2018   Andreas Hagen, Michael Entezami

https://doi.org/10.1515/9783110536775-101

Inhalt

Verzeichnis der Abkürzungen

AC	Amniozentese
APD	Anterior-Posterior Durchmesser
ASS	Acetylsalicylsäure
ATD	Abdominotransversaler Durchmesser
AU	Abdomenumfang
BIP	Biparietaler Durchmesser
bpm	beats per minute
cfDNA	zellfreie DNA
CVS	Chorionzottenbiopsie
D.v.	Ductus venosus
DED	doppelte Endometriumdicke
DEGUM	Deutsche Gesellschaft für Ultraschall in der Medizin
del22q11	Mikrodeletion 22q11
DGGG	Deutsche Gesellschaft für Gynäkologie und Geburtshilfe
ETS	Ersttrimesterscreening
FFTS	feto-fetales Transfusionssyndrom
FMF	Fetal Medicine Foundation
HLHS	hypoplastisches Linksherz Syndrom
ISUOG	International Society of Ultrasound in Obstetrics and Gynecology
IT	intracranial translucency
IUD	intrauterines Device
KU	Kopfumfang
NB	Nasenbein
NIPD	nicht invasive Pränataldiagnostik
NIPT	nicht invasiver Pränataltest
NSU	Nabelschnurumschlingung
NT	Nackentransparenz
PAPP-A	pregnancy-associated plasma protein A
sIUGR	selective intrauterine growth restriction
SSL	Scheitel-Steiß-Länge
SSW	Schwangerschaftswoche
TAPS	twin anemia-polycythemia sequence
TRAP	twin reversed arterial perfusion
US	Ultraschall
VCI	Volume Contrast Imaging
VSD	Ventrikelseptumdefekt
WS	Wirbelsäule
ZNS	zentrales Nervensystem

1 Allgemeine Einführung in den Früh-Ultraschall bis 13 + 6 SSW

Ultraschall (US) hat einen zentralen Stellenwert in der Schwangerenvorsorge. Während er über viele Jahre hinweg primär im 2. Trimenon durchgeführt wurde, hat sich in den letzten 20 Jahren mit Einführung hochauflösender US-Sonden und Durchführung der transvaginalen Sonographie der Zeitpunkt der Untersuchung immer weiter nach vorne verlagert. So datieren die Mutterschaftsrichtlinien das Zeitfenster für den ersten US auf den Zeitraum von 8 + 0 bis 11 + 6 Schwangerschaftswochen (SSW). Prinzipiell ist US natürlich auch noch früher möglich und je nach Fragestellung von hoher Aussagekraft.

Die wichtigsten Inhalte der US-Untersuchung zwischen 4 + 0 und 13 + 6 SSW sind:
- sichere Lokalisation der Schwangerschaft mit Ausschluss einer Extrauteringravidität
- Erkennung einer Molenschwangerschaft oder einer gestörten Frühschwangerschaft
- Nachweis eines vitalen Feten
- möglichst genaue Datierung der Schwangerschaft
- Diagnose von Mehrlingsschwangerschaften mit Bestimmung und Dokumentation der Chorionizität
- Erkennung schwerwiegender Fehlbildungen.

Diese Inhalte der US-Untersuchung im 1. Trimenon, wie sie in den Mutterschaftsrichtlinien verankert sind, haben aber als Screening-Untersuchung eher orientierenden Charakter und sind nicht mit einer Fehlbildungsdiagnostik zu verwechseln.

Mit Einführung des Ersttrimesterscreenings (ETS) auf Chromosomenstörungen zwischen 11 + 0 und 13 + 6 SSW in den 1990er Jahren durch Prof. Nicolaides hat sich das Aneuploidie-Screening dramatisch verändert. Über die dafür notwendige standardisierte Untersuchung mit exakter Darstellung des fetalen Profils, verbunden mit einer immer weiter voranschreitenden technischen Entwicklung wie z. B. der 3D und 4D Sonographie, gelingt es inzwischen dem erfahrenen Untersucher bereits zu diesem frühen Zeitpunkt der Schwangerschaft mehr als 50 % der Fehlbildungen zu erkennen.

Die Durchführung einer Chorionzottenbiopsie (CVS) und in Einzelfällen auch einer frühen Amniozentese (AC) ermöglichen es, die möglichen chromosomalen Ursachen für die strukturellen Veränderungen zu erkennen. Neben der frühen Erkennung fetaler Entwicklungsstörungen gelingt es zusätzlich auch immer besser, früh das Risiko für spätere Schwangerschaftskomplikation, wie z. B. der Präeklampsie, einzuschätzen.

Auch wenn sich mit Einführung der Messung zellfreier DNA (cfDNA) im mütterlichen Blut das Aneuploidie-Screening im Wandel befindet, werden die Möglichkeiten

https://doi.org/10.1515/9783110536775-001

der frühen Fehlbildungsdiagnostik und Risikoabschätzung späterer Komplikationen zu einer immer größeren Akzeptanz des ETS führen. Ziel sollte es dabei sein, möglichst frühzeitig eine individuelle und dem Risiko angepasste Schwangerschaftsbetreuung zu ermöglichen.

2 Biometrie im 1. Trimenon als Basisdiagnostik zwischen 4 + 0 und 13 + 6 SSW

Laut Mutterschaftsrichtlinien gehört eine sonografische Screeninguntersuchung zum Standard in der Schwangerenvorsorge. Diese Untersuchung ist zwischen 8 + 0 und 11 + 6 SSW terminiert und soll folgende Fragen klären:

1. Ist die Schwangerschaft intakt?
2. Wie alt ist die Schwangerschaft?
3. Sitzt die Schwangerschaft korrekt?
4. Wie viele Embryonen/Feten sind es?
5. Gibt es sonografische Hinweise auf Entwicklungsstörungen des Embryos/Feten?

Diese Fragen erscheinen banal, sind aber im Einzelfall durchaus nicht einfach zu beantworten. Im Folgenden sollen darum die Kriterien zur Beantwortung obiger Fragen anhand der DEGUM Leitlinie von 2016 zum Ultraschall zwischen 4 + 0 und 13 + 6 SSW in der Mutterschaftsvorsorge dargestellt werden. Dabei wurde der alltäglichen Tatsache Rechnung getragen, dass heute häufig bereits bei der Erstvorstellung der Schwangeren eine US-Untersuchung routinemäßig durchgeführt wird. Das erweiterte ETS wird in dieser Leitlinie nicht behandelt und wird in den folgenden Abschnitten des vorliegenden Buches weiter ausgeführt.

1. Ist die Schwangerschaft intakt?

Die embryonale Herzaktion kann ab 5 + 5 SSW darstellbar sein. Sie sollte ab einem mittleren Fruchtsackdurchmesser von 20 mm, einer Scheitel-Steiß-Länge (SSL) von 5 mm oder einem β-HCG-Wert von 50.000 sicher nachweisbar sein. Sicher nicht intakt ist die Schwangerschaft, wenn bei einem mittleren Fruchtsackdurchmesser von 25 mm keine embryonalen Strukturen oder kein Dottersack nachweisbar sind oder bei einer SSL von mindestens 7 mm keine Herzaktion nachweisbar ist. Bei einer Fruchthöhle unter 25 mm mittlerem Durchmesser oder einem Embryo von weniger als 7 mm SSL ohne Herzaktion sollte zum sicheren Ausschluss einer doch noch intakten Gravidität der Befund 7 Tage später kontrolliert werden. Wenn eine Fruchthöhle mit Dottersack gesehen wurden, muss 11 Tage später die Herzaktion nachweisbar sein, bei einer Fruchthöhle ohne Dottersack muss nach spätestens 14 Tagen ein Embryo mit Herzaktion nachweisbar sein, sonst ist eine gestörte Frühgravidität nachgewiesen.

2. Wie alt ist die Schwangerschaft?

Die Bestimmung des Gestationsalters erfolgt in der Frühschwangerschaft durch die Messung der SSL. Auch bei früher Messung sollte die biologische Variabilität berücksichtigt werden. Bei durch künstliche Befruchtung (Befruchtungsdatum, nicht der Embryo-Transfer) gesichertem Gestationsalter ist die Korrektur über sonografische Parameter nicht sinnvoll, wenn eine zeitnahe spontane Konzeption weitgehend sicher ausgeschlossen werden kann.

https://doi.org/10.1515/9783110536775-002

Ab ca. 9 SSW kann zusätzlich der biparietale Kopfdurchmesser (BIP) berücksichtigt werden, ist aber weniger genau als die SSL. Bei Gemini mit spontaner Konzeption ist die SSL des größeren Embryos ausschlaggebend für die Berechnung des Schwangerschaftsalters.

3. Sitzt die Schwangerschaft korrekt?

Normalerweise sitzt die Fruchthöhle in der Frühschwangerschaft exzentrisch im Endometrium des Cavum uteri, im Gegensatz zum Pseudogestationssack, der sich mitten im Endometrium findet, und wird allseits von Myometrium umgeben (Narbenschwangerschaft? Cervikalgravidität?).

Ab einem β-HCG Spiegel von 1.500 oder einem Schwangerschaftsalter von 6 kompletten SSW sollte eine intrauterine Fruchthöhle darstellbar sein. Ab einem mittleren Fruchtsackdurchmesser von 10 mm oder einem β-HCG-Wert von 20.000 sollte der Dottersack zum sicheren Nachweis einer intrauterinen Fruchthöhle (im Gegensatz zum Pseudogestationssack) nachweisbar sein.

Als Kriterien für eine Extrauteringravidität gelten: leerer Uterus, freie Flüssigkeit im Douglas und eventuell ein Adnextumor. Die eigentliche Tubargravidität lässt sich oft, wenn überhaupt, nur als echogene Struktur von 1–1,5 cm Durchmesser im Adnexbereich darstellen. Im Zweifelsfall sollte etwa alle 2 Tage der sonographische Befund und der β-HCG-Verlauf kontrolliert werden.

4. Wie viele Embryonen sind es?

Gemini oder höhergradige Mehrlinge werden gelegentlich später als notwendig festgestellt, weil man sich in der Routine damit zufriedengibt, einen Embryo mit Herzaktion dargestellt zu haben und die Uterushöhle nicht weiter absucht. Bei der frühen Feststellung von Mehrlingen ergibt sich die Beurteilung der Chorialität von selbst (s. Abb. 2.15, Abb. 2.30–Abb. 2.35) Die Amnialität kann in der frühen SSW schwer zu beurteilen sein, allein aufgrund der biologischen Verhältnisse (²/₃ der monozygoten Zwillinge sind monochorial-diamniot, nur 1 % sind monochorial-monoamniot) bestätigt sich der Verdacht auf monoamniale Gemini oft bei der nächsten Kontrolle nicht. Die Bilddokumentation der Chorialität in der Frühschwangerschaft kann bei der späteren Beurteilung etwaiger Komplikationen der Mehrlingsschwangerschaft sehr hilfreich sein.

5. Gibt es sonographische Hinweise auf Entwicklungsstörungen des Embryos?

Hier sind insbesondere ein Nackenödem oder generalisiertes Hautödem, Anomalien der Schädelform (Exenzephalie-Anenzephalie-Sequenz), große intraabdominale Zysten (> 10 mm) und Bauchwanddefekte gemeint, wobei die physiologische Omphalozele bis 12 + 0 SSW bzw. einer SSL bis 56 mm zu beobachten sein kann. Die Extremitätenknospen können bereits früh darstellbar sein, die Integrität der Extremitäten ist aber früh nur sehr schwer zu beurteilen.

Ergibt sich der Verdacht auf eine frühe Entwicklungsstörung/Fehlbildung des Embryos/Feten, sollte frühzeitig eine weiterführende sonographische Klärung veranlasst werden. Im günstigen Fall kann die Schwangere so schnell wieder beruhigt werden (z. B. physiologische Omphalozele). Anderenfalls kann eine frühe Klärung, z. B. mittels Chorionbiopsie und weiterführende Beratungen (z. B. genet. Beratung) veranlasst werden. Bei frühem Verdacht auf ein Nackenödem sollte bedacht werden, dass die Sensitivität der Nackentransparenzmessung zur Erkennung chromosomaler Anomalien in der 11./12. SSW höher ist als in der 13./14. SSW. Die Strategie, den Befund erst zwei Wochen später zu kontrollieren und damit „zu widerlegen", kann zu Fehldiagnosen führen.

2.1 Allgemeine Vorgaben nach Mutterschaftsrichtlinien, DEGUM und ISUOG

Tab. 2.1: Anforderungen an die Basisdiagnostik

Mutterschaftsrichtlinien	DEGUM I	DEGUM II / III	ISUOG

– intrauteriner Sitz
– Embryo darstellbar
– Mehrlinge (Chorionizität)
– Vitalität
– Biometrie (ein Maß)
  – SSL oder BIP
  – Zeitgerechte Entwicklung
– Auffälligkeiten (z.B. dorsonuchales Ödem)
	– Lokalisation der Schwangerschaft
	– Vitalität
	– Anzahl der Embryonen (Chorionizität und Amnionverhältnisse)
	– Gestationsalter über SSL *und* BIP
	– Erkennung von Anomalien des Uterus (U. arcuatus, subseptus, bicornis, duplex)
	– Beschreibung von Myomen und Ovarialzysten
	– Erkennung einer Molenschwangerschaft
	– Erkennung einer EUG oder Narbenschwangerschaft
	– Beschreibung der normalen embryonalen Anlage
	  – 4 Extremitäten
	  – Ausschluss generalisiertes Hautödem
	  – glatte, durchgehende Schädelkontur
	  – Ausschluss intraabdomineller Zysten von > 10 mm
	  – Ausschluss Omphalocele nach 12+0 SSW
		DEGUM Stufe I plus
		Biometrie:
		– *Standard:*
		  – SSL, BIP
		  – NT
		– *Optional:*
		  – KU, AU, Femur
		  – Nasenbein
		  – IT, Hirnstamm
		  – Herzfrequenz
		  – Trikuspidalklappenfluss
		  – Ductus venosus Fluss
		  – Aa. Uterinae bds.
		  – Cervixlänge
			– Früh-Schwangerschaft (< 11 SSW):
			  – Intrauteriner Sitz
			  – Chorionhöhle
			  – Scheitel-Stress-Länge
			  – positive Herzaktion
			– 1. Trimenon (11-13+6 SSW):
			  – SSL
			  – BIP, KU, NT
			  – AU
			  – Femur
			  – Bestimmung des Gestationsalters
			  – Detektion von "major anomalies" durch qualifizierte Untersucher

2.1.1 Chorionhöhle, Dottersack

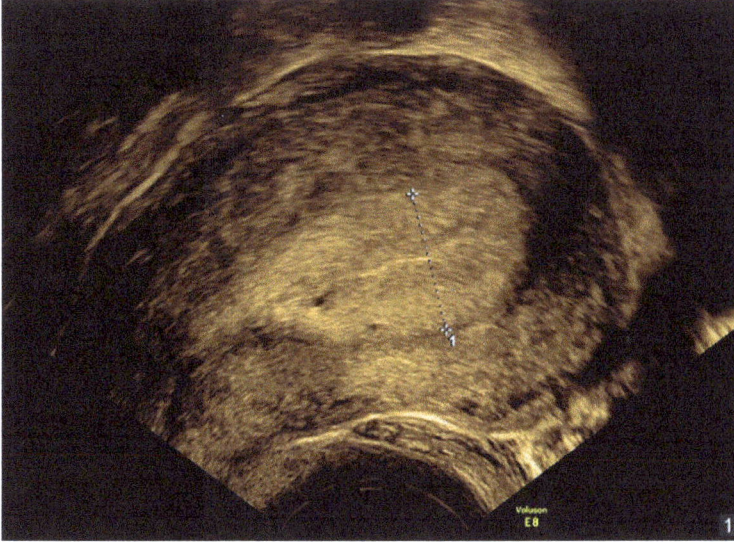

Abb. 2.1: Rechnerisch 6 + 1 SSW, hochaufgebautes Endometrium im unauffälligen Uterus, doppelte Endometriumdicke (DED) 14 mm. Keine freie Flüssigkeit periuterin.

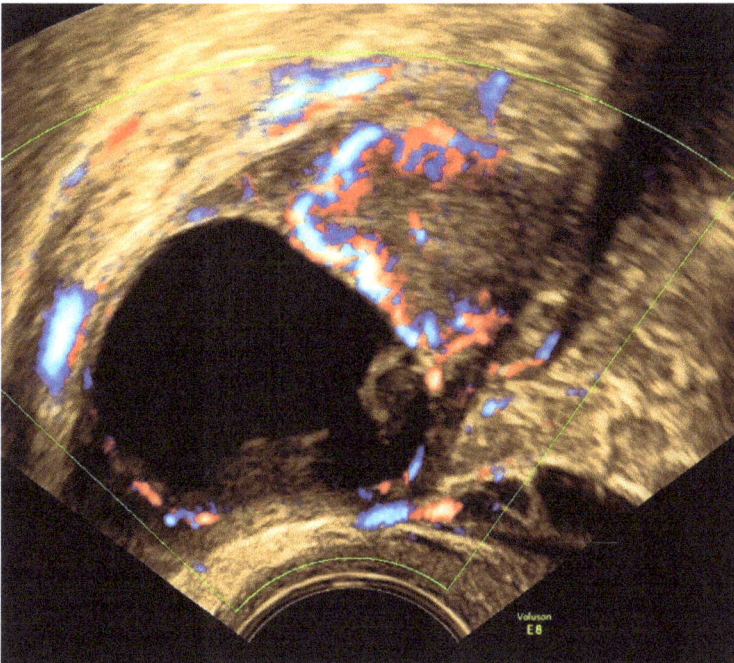

Abb. 2.2: Im rechten Adnexbereich bizarre echofreie Zyste von 3 cm Durchmesser mit Binnenechos und starker Vaskularisation perizystisch. Im Zysteninhalt keine Vaskularisation. Diagnose: zystisches Corpus luteum graviditatis mit Einblutungen und typischer Vaskularisation.

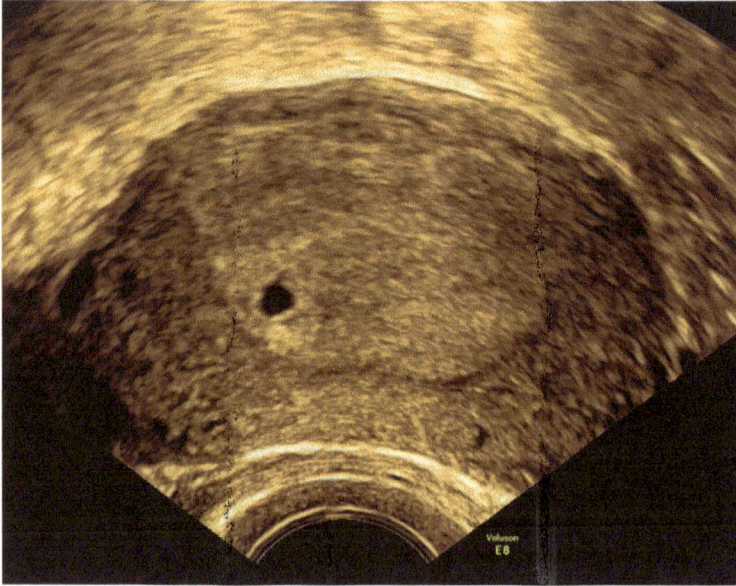

Abb. 2.3 Exzentrisch im Uterus frühe Fruchthöhle von 6 mm mittlerem Durchmesser entsprechend 5 + 0 SSW, echogener Randsaum um die Fruchthöhle, kein Pseudogestationssack. Die Diagnose intrauterine Frühgravidität ist erst mit Nachweis des Dottersackes sicher zu stellen.

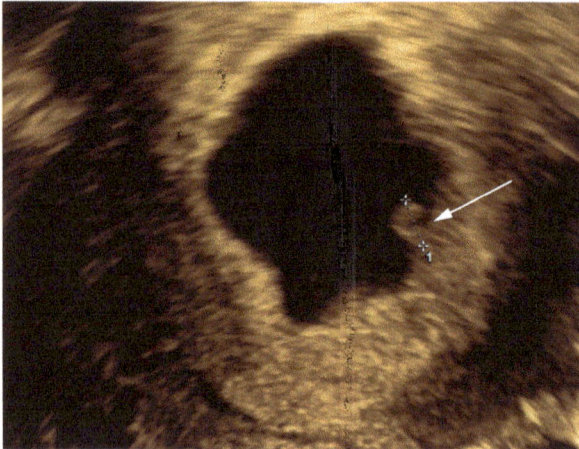

Abb. 2.4: Mit 10 + 1 SSW zeigt sich eine intrauterine, entrundete Fruchthöhle mit einem mittleren Durchmesser von 31 mm, einer Embryonalanlage von 4 mm SSL entsprechend 6 + 2 SSW ohne Herzaktion und einem Dottersack von 4,4 mm Durchmesser **(Pfeil)**. Diagnose: gestörte Frühgravidität.

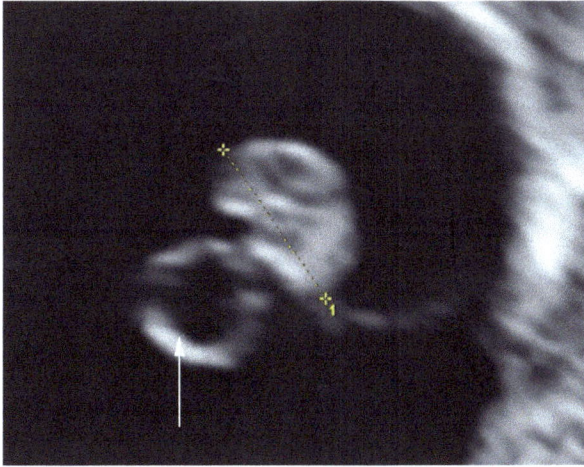

Abb. 2.5: 7 + 6 SSW, intrauterine Fruchthöhle mit Dottersack (Pfeil), Amnionhöhle und einem Embryo von 4,8 mm SSL entsprechend 6 + 3 SSW noch ohne sicheren Nachweis einer Herzaktion. Embryo für das Schwangerschaftsalter zu klein, Terminirrtum? Frühabort? Kontrolle empfohlen. Ab einer SSL von 5 mm ist häufig die Herzaktion nachweisbar, bei einer SSL von 7 mm und fehlender Herzaktion gilt die Schwangerschaft als sicher gestört. Durchmesser der Fruchthöhle gemittelt 17 mm, Dottersackdurchmesser 3 mm. Sonograpische Kontrolle 5 Tage später: unveränderter Befund, damit sicher gestörte Frühgravidität. Normales Wachstum des Embryos in dieser Phase: 1 mm/Tag.

2.1.2 Scheitel-Steiß-Länge und biparietaler Durchmesser

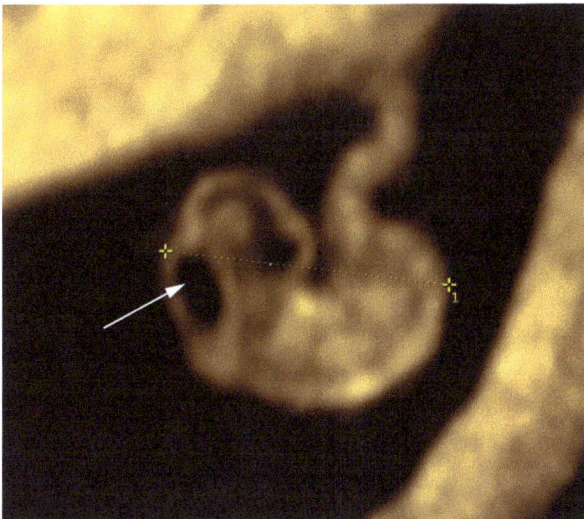

Abb. 2.6: 7 + 2 SSW, SSL 12 mm wie 7 + 3 SSW (± 5 Tage!!), Herzaktion positiv, normale Herzfrequenz mit 172 bpm. Intakte zeitgerechte Frühgravidität. Hier dreidimensionale Darstellung mittels VCI-Modus. Die zystischen Strukturen im embryonalen Kopf (Pfeil) sind normal, die Nabelschnur ist im Verlauf vom Abdomen bis zur Plazenta darstellbar. Trotz 3-D Technik sind die Extremitäten nicht sichtbar, weil lediglich eine Schichtdicke von 2 mm um den Sagittalschnitt zur Darstellung kommt.

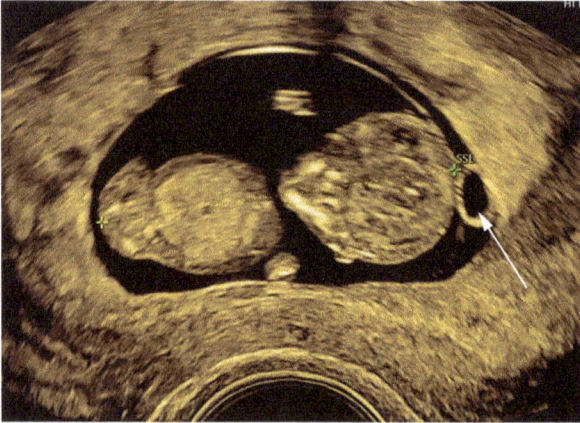

Abb. 2.7: 10 + 5 SSW rechnerisch, 36 mm SSL entsprechend 10 + 2 SSW (9 + 3 bis 11 + 0 SSW/5er und 95er Perzentile), Größe damit im Bereich der 40er Perzentile bei unauffälligem fetalen Befund, soweit beurteilbar normaler Entwicklung und normaler Herzaktion (Herzfrequenz 167 bpm). Die Amnionhöhle und kranial anliegend der Dottersack (Pfeil) sind gut darstellbar. Bei ungünstigeren Schallverhältnissen kann es vorkommen, dass der Dottersack bei der Messung der SSL mitgemessen und dadurch ein zu großer Wert ermittelt und der Termin fälschlicherweise zu einer höheren SSW/früherem voraussichtlichem Entbindungstermin korrigiert werden kann.

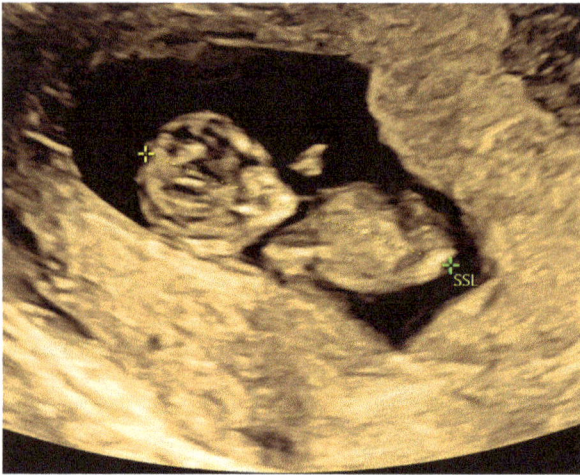

Abb. 2.8: 10 + 0 SSW, Fet mit SSL von 40 mm wie 10 + 5 SSW (9 + 6–11 + 4 SSW = 5er und 95er Perzentile), ca. 80er Perzentile, hier suboptimale Messung, weil Fet nicht im Sagittalschnitt dargestellt, sondern schräg frontal gemessen wurde, wobei eine schräge Messung eher zu zu kleinen Messwerten und damit zu einer Korrektur im Sinne eines jüngeren Schwangerschaftsalters führt.

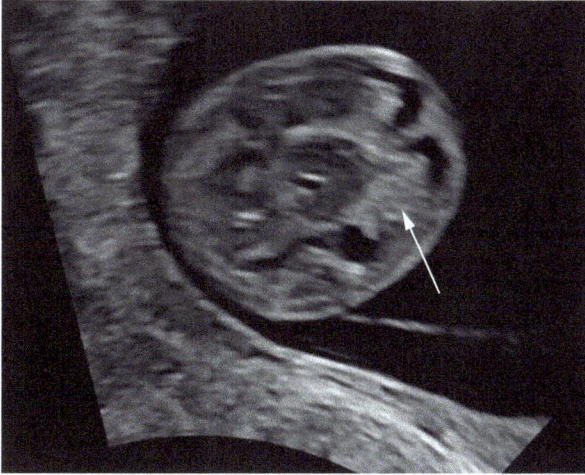

Abb. 2.9: 9 + 4 SSW, Aufsicht auf den embryonalen Kopf mit Mittelecho und Plexus choroidei **(Pfeil)**, der dritte Hirnventrikel kommt ebenfalls zur Darstellung, rechts ist ventral.

2.1.3 Bestimmung des Gestationsalters

Die Bestimmung des Gestationsalters ist eine wesentliche Aufgabe des US im 1. Trimenon. Die größte Bedeutung hat dabei die Messung der SSL, die im Bereich von 10 bis 50 mm eine sehr gute Genauigkeit zur Kontrolle des Gestationsalters erlaubt. Wichtig ist es, die größte Länge des Embryos zu messen (Schrägschnitt vermeiden) und den Dottersack **nicht** in die Messung mit einzubeziehen.

Bei einer SSL über 50 mm wird die Fehleranfälligkeit der Messung aufgrund der variableren Haltung des Embryos größer. Darum ist es nun besonders wichtig, auf die Details der Messung zu achten: Es sollte möglichst ein mittsagittaler Schnitt gesucht werden, der Fet sollte nicht übermäßig gestreckt oder gebeugt liegen (siehe FMF-Kriterien), und das Kopf- und Steißende sollte gut von der Umgebung abgrenzbar sein. Die neutrale Position des Feten lässt sich gut daran kontrollieren, dass Fruchtwasser zwischen Kinn und Thorax des Embryos darstellbar ist. Die optimale Genauigkeit der Gestationsaltersschätzung hat die SSL bei einer Länge von ca. 37 mm (10 + 2 SSW, 9 + 4–11 + 1 SSW 5er und 95er Perzentile).

Der biparietale Kopfdurchmesser (BIP) ist ab 7 SSW messbar, ab ca. 12 SSW ist die Anfälligkeit für Messfehler wahrscheinlich geringer als bei der Messung der SSL. Beim ETS empfiehlt es sich, beide Größen (SSL und BIP) zu messen.

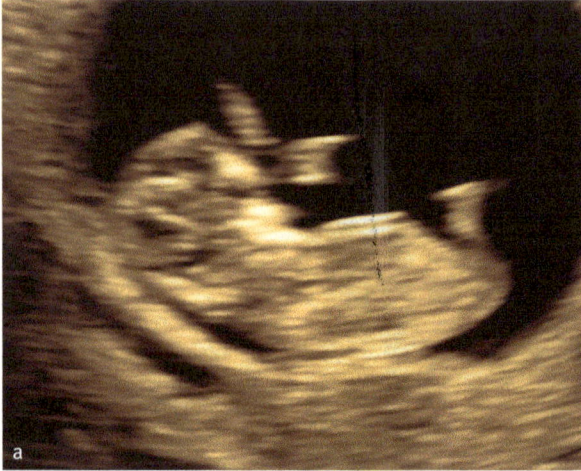

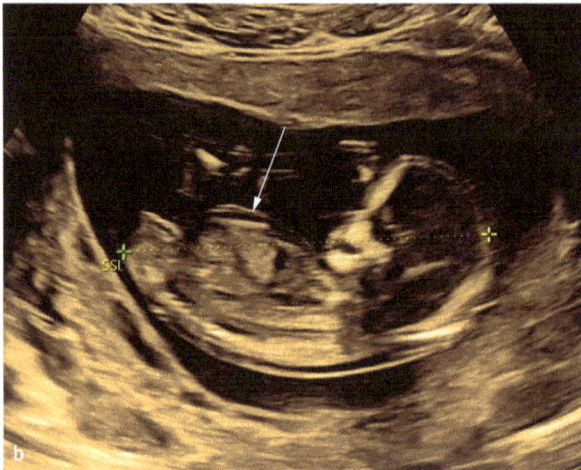

Abb. 2.10: (a) 10 + 2 SSW, 40 mm SSL wie 10 + 5 SSW (9 + 6-11 + 4 SSW 5er und 95er Perzentile), normale Herzaktion, kein Nackenödem. Wunsch nach früher NIPD, dafür wichtig: kein Hinweis auf Vanishing twin, Gestationsalter > 9 + 0 SSW und Fet vital ohne grobe Auffälligkeiten wie Hydrops fetalis oder ausgeprägtes Nackenödem. (b) 13 + 2 SSW, derselbe Fet, SSL 62 mm ohne Herzaktion, mit Pleuraerguss, Aszites und diskretem Hautödem (Pfeil). NIPT wurde früh gewünscht, bereits durchgeführt und ergab ein unauffälliges Ergebnis für die Trisomie 18/13/21 und für die Geschlechtschromosomen.

2.1.4 Gestörte Frühgravidität

2.1.4.1 Missed abortion

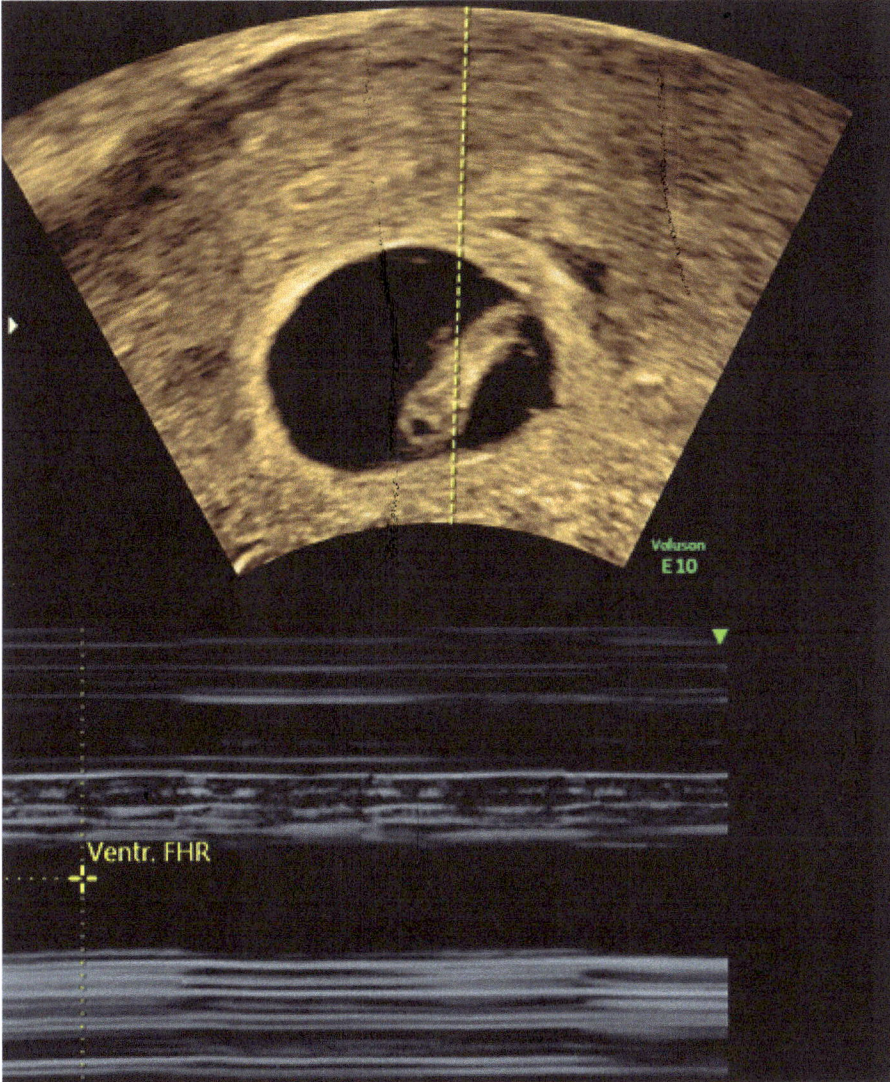

Abb. 2.11: Frühschwangerschaft, Fruchthöhle und Embryo, positive Herzaktion (148 bpm), Darstellung mittels M-Mode-Doppler. Die Darstellung mittels gepulstem Doppler wird wegen der etwas höheren Schallintensität nicht routinemäßig empfohlen. Das Colour flow mapping hat wie der M-Mode-Doppler ebenfalls eine geringe Schallintensität, erlaubt aber nicht die Herzfrequenzmessung.

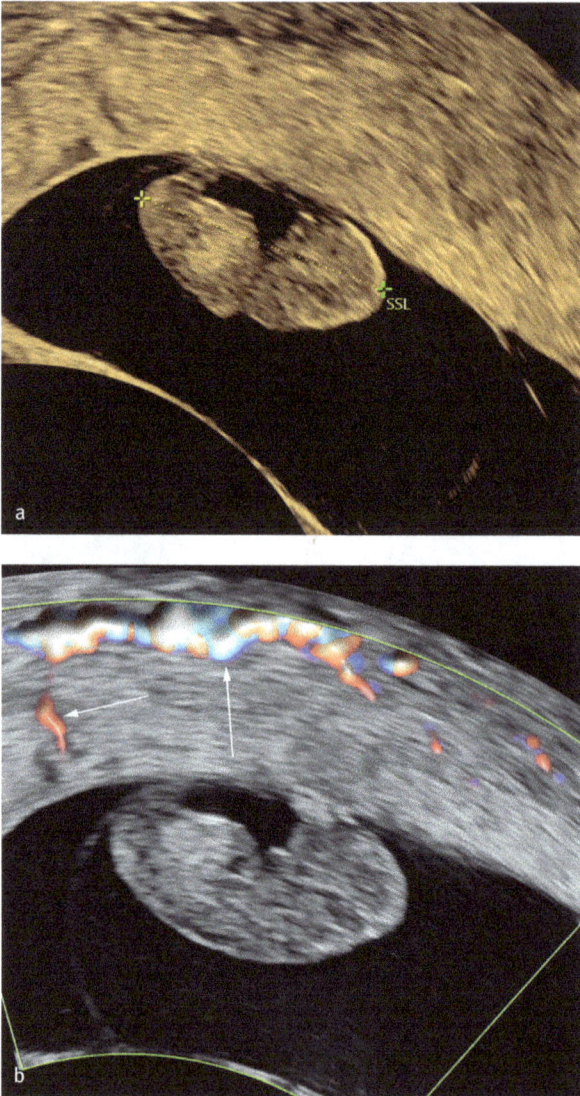

Abb. 2.12: (a) 9 + 3 SSW bei gesichertem Gestationsalter, SSL 19 mm entsprechend 8 + 2 SSW (7 + 4–9 + 0 SSW 5er und 95er Perzentile). (b) Herzaktion negativ, das Colour flow mapping zeigt Gefäße in der Uteruswand (Pfeile), aber keinen Puls des Embryos. Die Anwendung des Colour flow mapping ist im Gegensatz zum gepulsten Doppler auch in der Frühschwangerschaft zulässig, weil die emittierte Energie gering ist. Diagnose: Gestörte Frühgravidität.

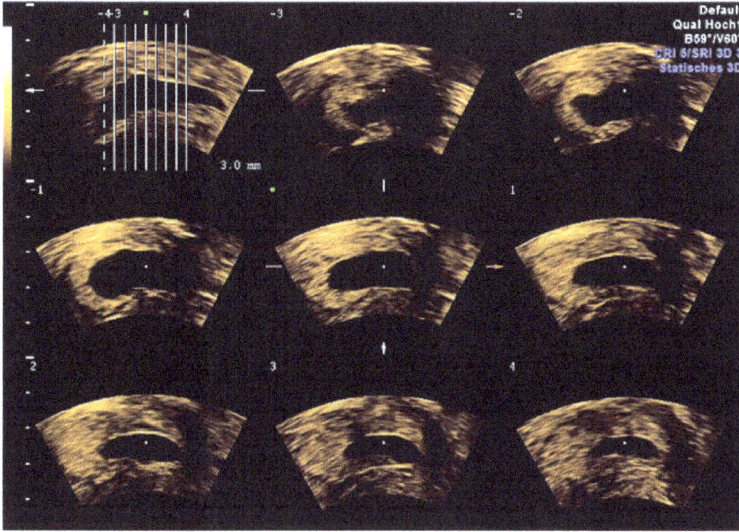

Abb. 2.13: 9 + 3 SSW rechnerisch, leere Fruchthöhle von 33 × 22 × 14 mm Durchmesser, mittlerer Durchmesser 23 mm. Ab 20 mm mittlerem Fruchthöhlendurchmesser ist normalerweise die embryonale Herzaktion darstellbar. Bei einem mittleren Durchmesser von 25 mm und mehr sowie fehlendem Nachweis embryonaler Strukturen ist die Schwangerschaft sicher nicht intakt.

2.1.4.2 Blasenmole und Partialmole

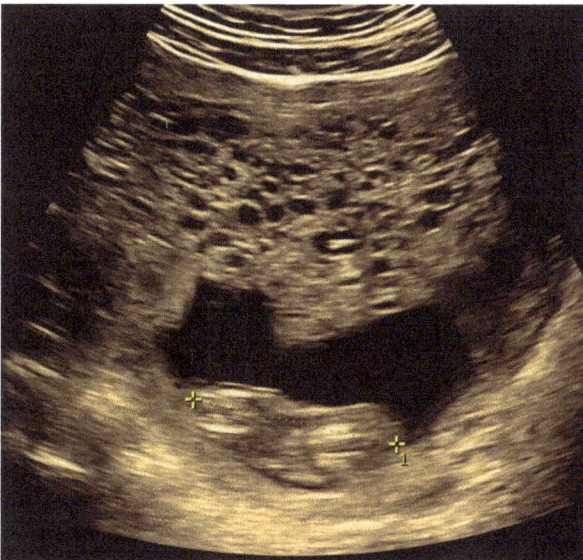

Abb. 2.14: Partialmole: Zwillingsschwangerschaft, bei der die Plazenta eines Feten eine Blasenmole zeigt. Der Fet, der zur Plazenta mit Mole gehört, hat eine SSL von 42 mm wie 10 + 6 SSW ohne Herzaktion. Der andere Fet hat sich normal entwickelt, seine Plazenta war unauffällig, er wurde als Frühgeburt geboren und ist gesund. Die β-HCG Werte sind bei einer Partialmole üblicherweise nicht so stark erhöht wie bei einer Blasenmole.

2.1.4.3 Hämatome

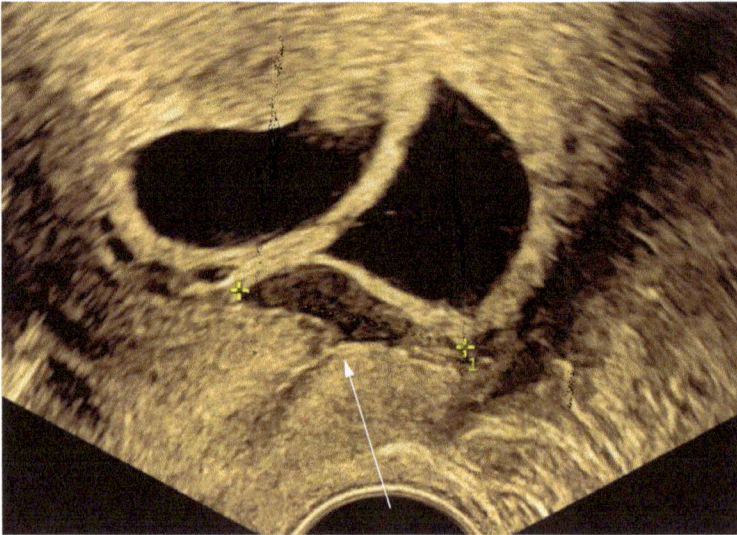

Abb. 2.15: Dichorial-diamniote Geminigravidität: dicke Trennwand aus Chorion und Amnien. Zusätzlich retrochoriales Hämatom über dem inneren Muttermund (Pfeil).

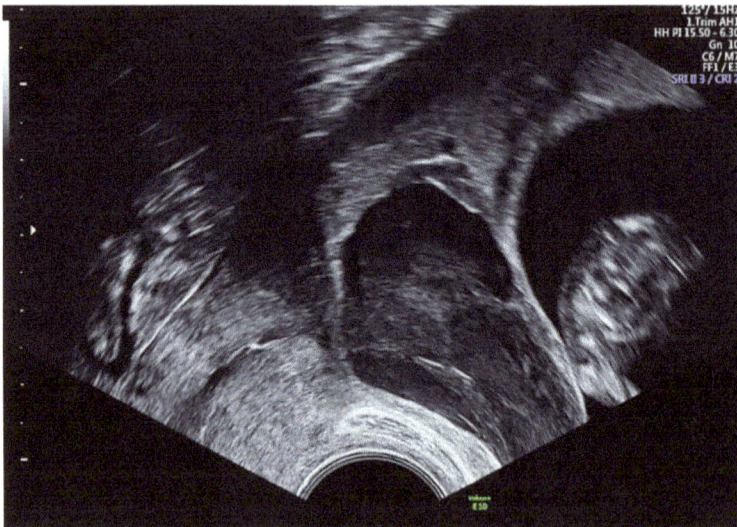

Abb. 2.16: 13 + 0 SSW, großes retrochoriales Hämatom über dem inneren Muttermund, Fet zeitgerecht entwickelt und unauffällig. Retrochoriale Hämatome sind in der Frühschwangerschaft überaus häufig zu finden. In den seltensten Fällen liegen diese retroplazentar, was fälschlicherweise oft so beschrieben wird. Im Gegensatz zum therapeutischen Nihilismus der früheren Jahrzehnte bei Blutungen in der Frühschwangerschaft und intrauterinen Hämatomen hat sich in den letzten Jahren eine differenzierte Abklärung (Progesteronspiegel?) und/oder Gestagengabe etabliert.

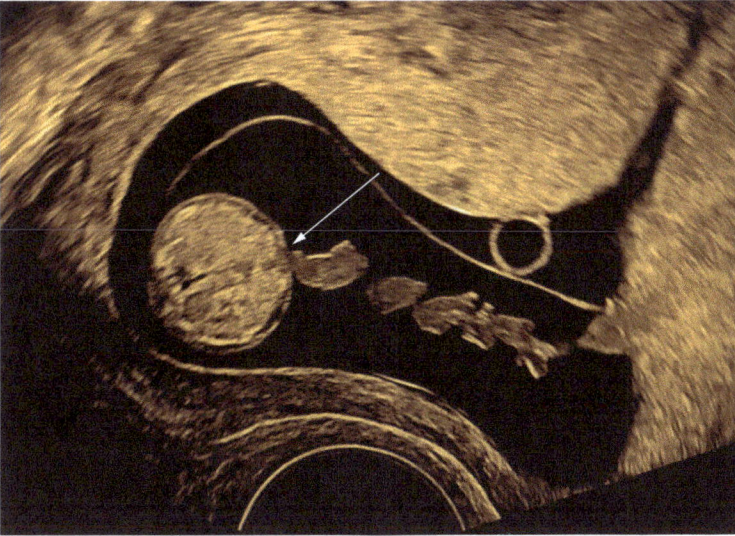

Abb. 2.17: 11 + 1 SSW, intakte zeitgerechte Einlingsschwangerschaft. Differenzierte Darstellung von Amnion und Chorion: physiologische chorioamniale Separation, bis zur 15.–16. SSW ist eine chorioamniale Separation normal. Außerhalb der Amnionhöhle kommt der Dottersack zur Darstellung. Der Nabel des Feten ist unauffällig (Pfeil). Der echoarme Bereich unter der fetalen Haut ist der hohen Geräteauflösung zu verdanken und kein Hautödem. Der extraamniale Raum (Zölom) wird gelegentlich als Hämatom fehlgedeutet.

2.1.5 Ektope Gravidität

2.1.5.1 Tubargravidität

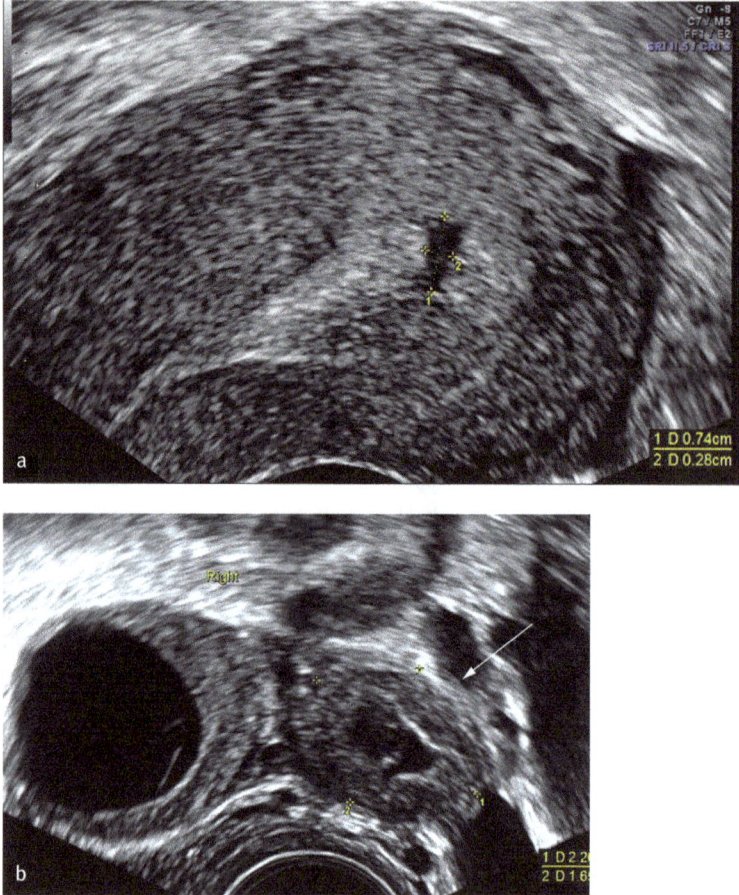

Abb. 2.18: (a) 5 + 2 SSW, β-HCG 237, keine Beschwerden, Uterus mit hochaufgebautem Endometrium und Pseudogestationssack, Extrauteringravidität? (b) Im Adnexbereich zystisches Corpus luteum graviditatis und daneben stehende Extrauteringravidität (Pfeil) (hier: Tubarabort) mit Fruchthöhle und Dottersack. Kaum freie Flüssigkeit im Abdomen, kein akutes Abdomen, bisher keine Ruptur.

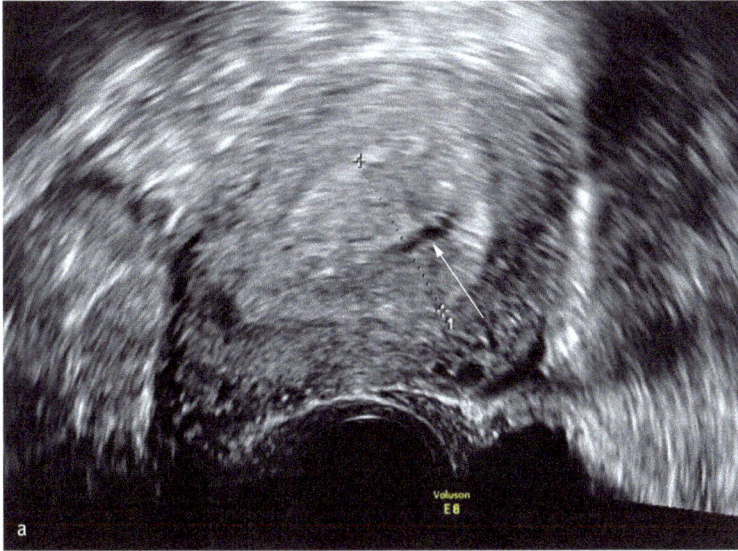

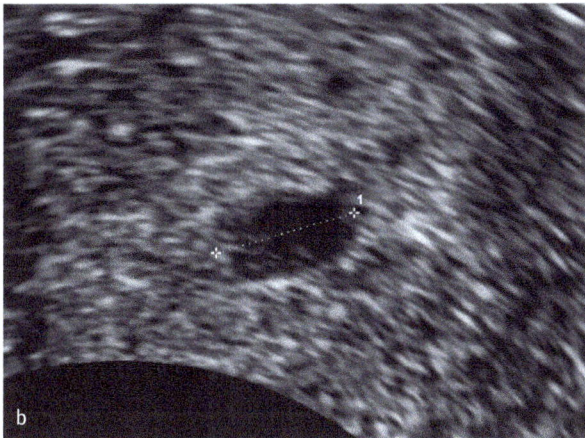

Abb. 2.19: (a) 7 + 0 SSW, Uterus mit hochaufgebautem Endometrium und spaltförmigem Cavum uteri (Pfeil). Keine freie Flüssigkeit periuterin. (b) Bei genauerer Betrachtung „Höhle" von 9,5 mm Durchmesser: Pseudogestationssack.

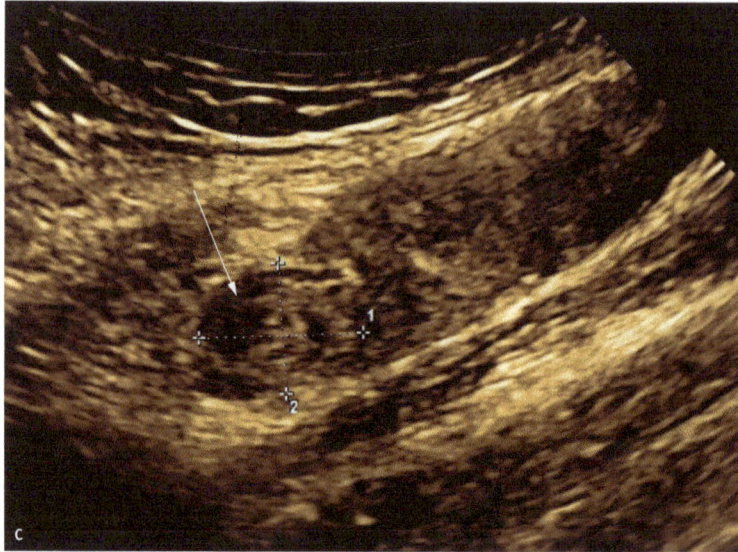

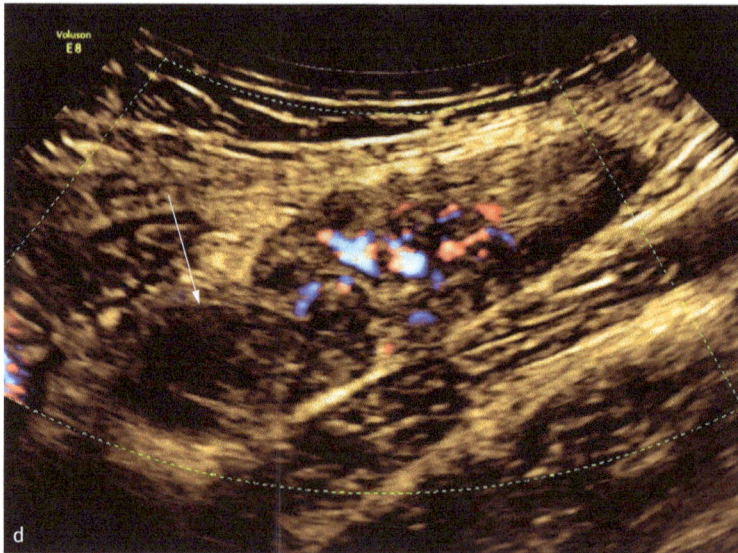

Abb. 2.19 (Fortsetzung): (c) Neben dem Ovar echogene runde Raumforderung (Pfeil), keine Frucht-höhle, kein Dottersack oder embryonale Strukturen. Typisches Bild des Tubarabortes. (d) In diesem Fall ist der Tubarabort (Pfeil) gering vaskularisiert im Vergleich zum anliegenden Ovar.

2.1.5.2 Cervikale Gravidität

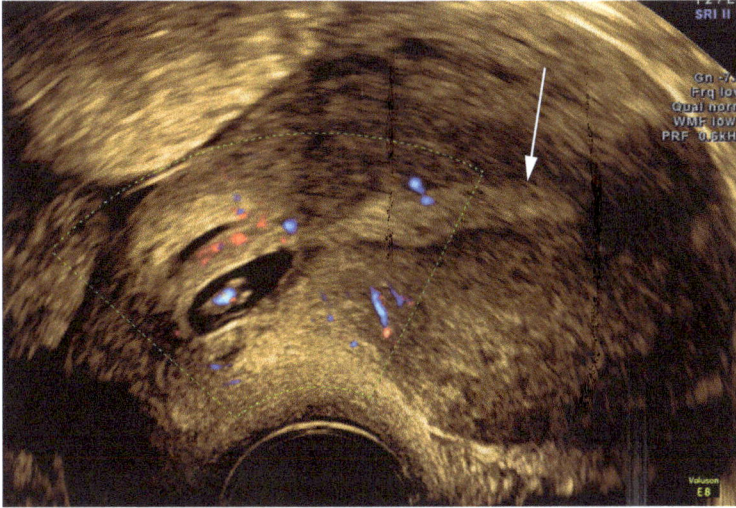

Abb. 2.20: 7 + 3 SSW, Cervikalgravidität! Der Fruchtsack mit Embryo und Herzaktion liegt unterhalb des inneren Muttermundes. Im Uteruscavum ist das Endometrium nur mäßig aufgebaut (Pfeil). Schwangerschaftsbeendigung aus mütterlich-medizinischer Indikation dringend geboten. Hohe Blutungsgefahr bei Curettage. Mittel der Wahl: Methotrexat lokal und/oder systemisch.

2.1.5.3 Cornuale Gravidität

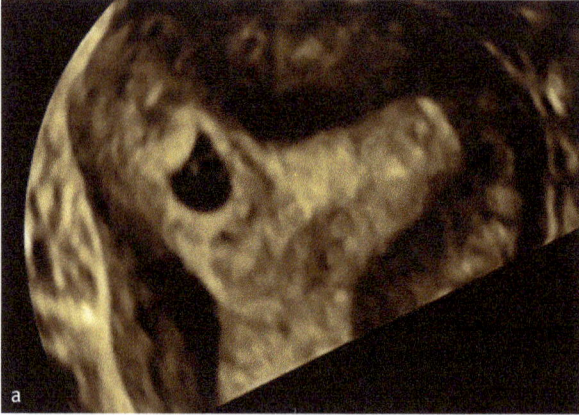

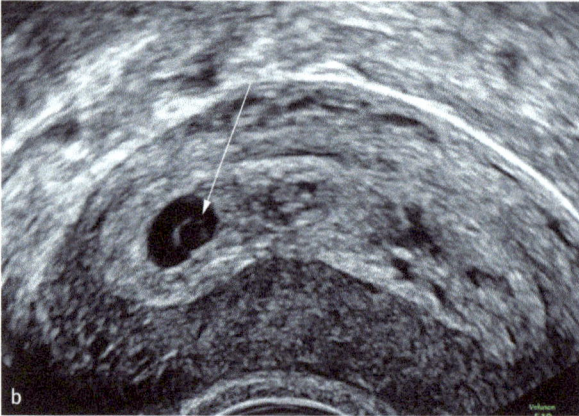

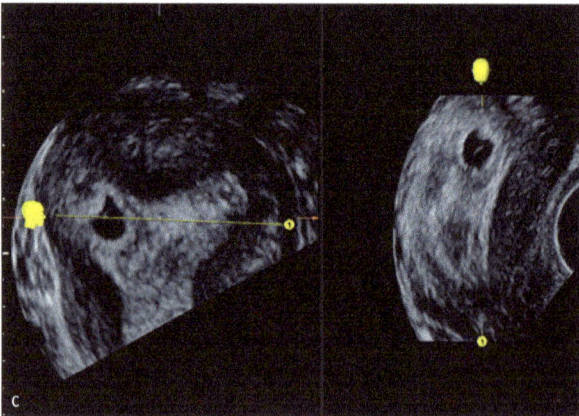

Abb. 2.21: (a) 6 + 3 SSW, die cornuale Schwangerschaft ist sehr selten. Hier handelt es sich um eine normal gelegene Schwangerschaft im rechten Uterushorn bei Uterus subseptus. In der Folge unkomplizierter Schwangerschaftsverlauf. (b) Keine cornuale Schwangerschaft, sondern exzentrischer Sitz im Cavum uteri. Fruchthöhle mit Dottersack (Pfeil). (c) Darstellung der exzentrisch normal gelegenen Gravidität, möglicherweise Uterus subseptus.

2.1.5.4 Nischengravidität (Gravidität in der Sectionarbe – „Cesarean scar pregnancy")

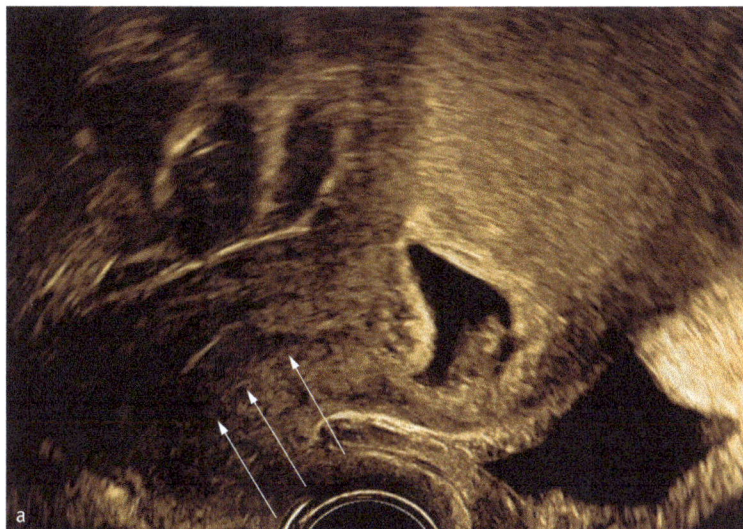

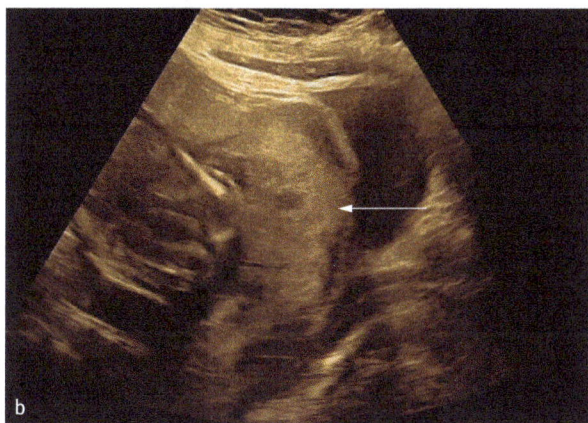

Abb. 2.22: (a) Frühgravidität 6 + 3 SSW, Zustand nach Sectio caesarea. Die Fruchthöhle mit Embryo mit Herzaktion sitzt deutlich zu tief im Cavum uteri und ist in der Sectionarbe implantiert (Nischengravidität). Die Cervix (Pfeile) ist unauffällig und nicht Sitz der Gravidität. Prognoseabschätzung bezüglich des Risikos der späteren Entwicklung einer Plazenta increta hochproblematisch! Verlaufskontrollen zu empfehlen und Aufklärung der Patientin über die potentiellen Folgeprobleme sinnvoll. Falls sich die Schwangere zum Abbruch entscheidet, liegt hier eine mütterlich-medizinische Indikation vor. (b) Derselbe Fall, 19 + 1 SSW, Plazenta praevia und increta. In der Folge primäre Resectio mit dem Versuch, die Plazenta in situ zu belassen. 3 Wochen post partum Notfallhysterektomie bei massiver Blutung. Pfeil: Plazentainsertion im Myometrium, Verlust der echoarmem (Myometrium-) Schicht unter der Plazenta, das Myometrium ist stellenweise nicht messbar.

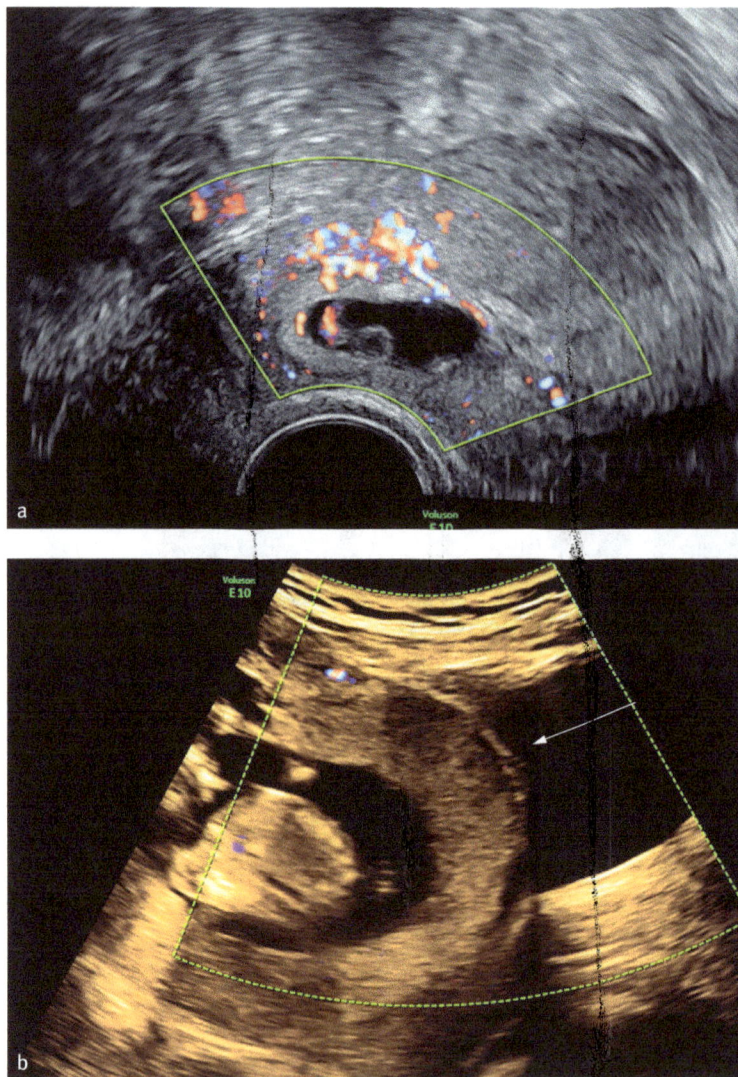

Abb. 2.23: (a) Z. n. Sectio caesarea, 6 + 5 SSW, intakte Frühschwangerschaft mit Dottersack und Embryo mit Herzaktion, die aber im Bereich der Sectionarbe inseriert. Nach Timor-Tritsch könnte ein prognostisches Kriterium für eine abnorme Plazentainvasion zwischen der 7. und 11. SSW sein, ob die Fruchthöhle auf der Narbe oder in der Nische sitzt. Die später problematischen Fälle hatten in dieser Phase eine Myometriumdicke von 1–2 mm, die unproblematischen eine Myometriumdicke von 4–6 mm. (b) 13 + 3 SSW, abdominalsonographische Darstellung von Harnblase, Uteruswand und Plazenta praevia, Vd.a. Plazenta increta (Pfeil).

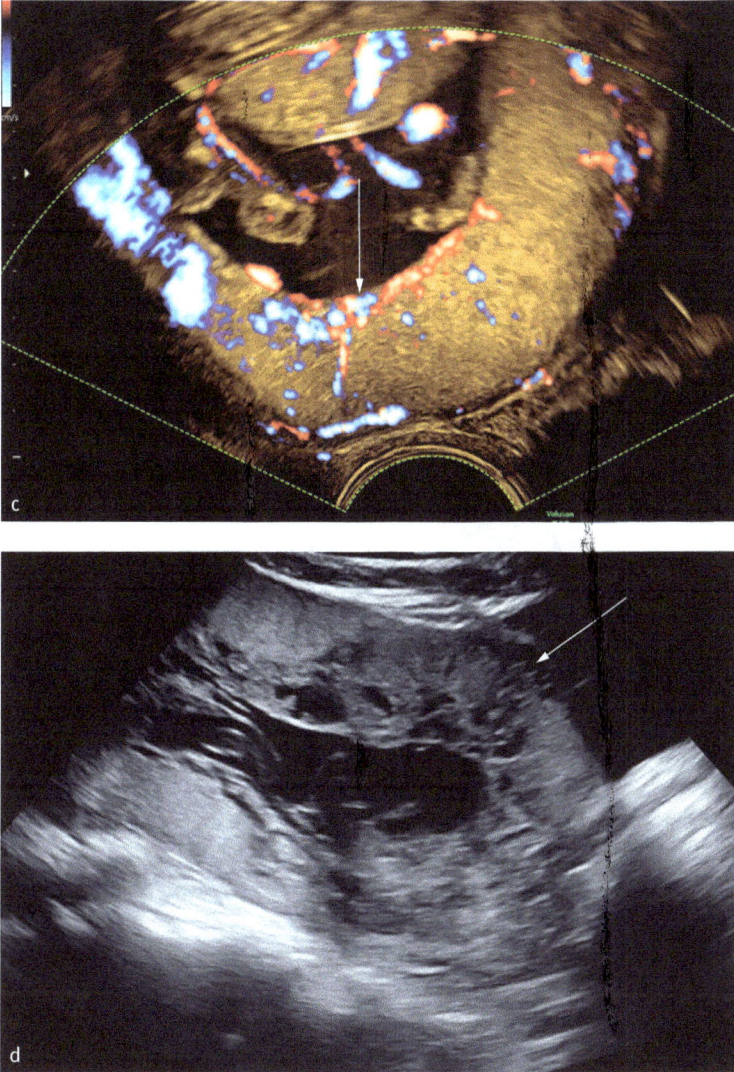

Abb. 2.23 (Fortsetzung): (c) Derselbe Fall mit 13 + 3 SSW, vaginalsonographische Darstellung: Plazenta increta? Eher geringe Vaskularisation im Plazentabett, keine Hypervaskularisation (günstiges Zeichen). Auf der Plazentaoberfläche zur Fruchthöhle hin normale Gefäße (Pfeil). (d) 22 + 0 SSW, Z. n. Sectio caesarea, Plazenta praevia. Aspekt wie Plazenta increta (Pfeil). Aber: bei Sectioentbindung problemlose Lösung der Plazenta!

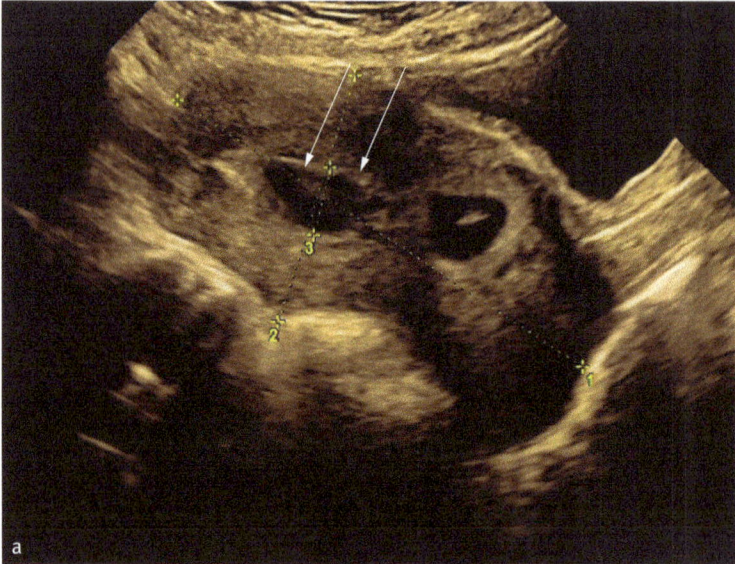

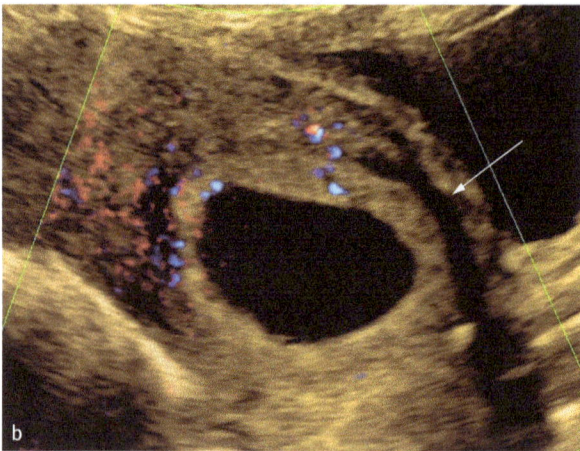

Abb. 2.24: (a) 6 + 4 SSW, Z. n. Sectio caesarea, Pseudogestationssack bzw. Hämatom im Cavum uteri (Pfeile), Narbenschwangerschaft mit noch relativ dickem Myometrium. Hier in der Folge Spontanabort. (b) Narbenschwangerschaft im Bereich der Sectionarbe (Pfeil), Myometrium ca. 5 mm dick, prognostisch eher günstig bezüglich der Entwicklung einer Plazenta increta.

2.1.6 Schwangerschaft bei uterinen Besonderheiten

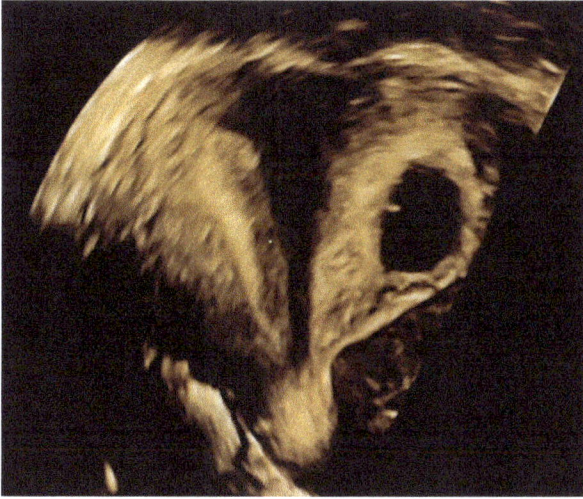

Abb. 2.25: 8 + 6 SSW, gestörte Frühgravidität bei Uterus septus: Fruchthöhle mit mittlerem Durchmesser von 23 mm, SSL 4,8 mm ohne Herzaktion, aufgrund des dringenden Kinderwunsches zunächst Kontrolle nach 5 Tagen mit Bestätigung der gestörten Frühgravidität.

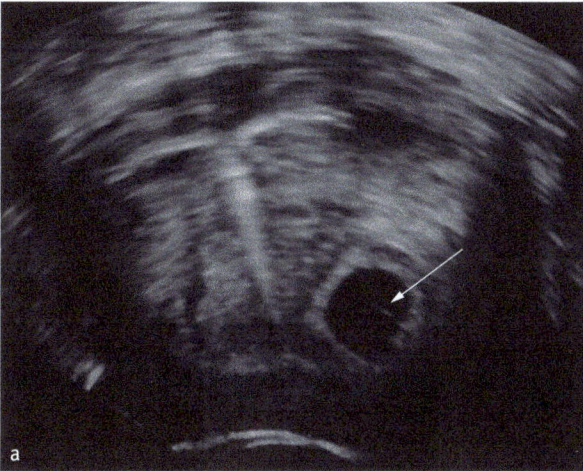

Abb. 2.26: (a) 5 + 5 SSW, liegendes Kupfer-T und Frühgravidität mit Fruchthöhle und Dottersack (Pfeil). Das IUD war nicht zu entfernen. In der Folge zunächst unkomplizierter Schwangerschaftsverlauf.

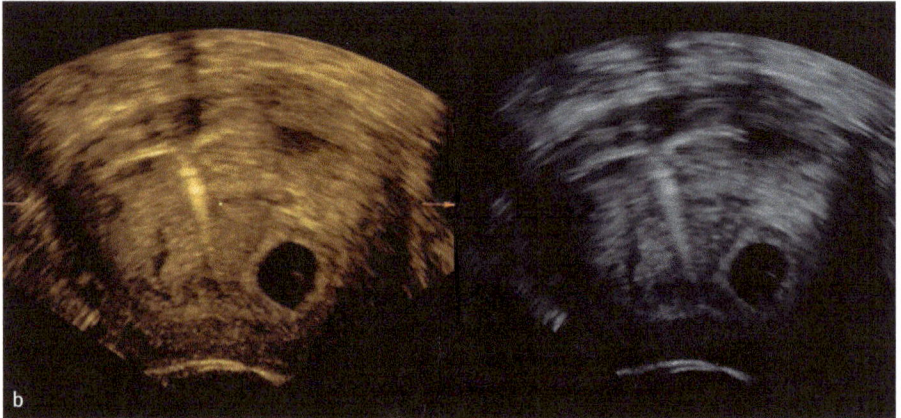

Abb. 2.26 (Fortsetzung): (b) Kupfer-T bei intakter Frühschwangerschaft. Mit 35 SSW Sectio caesarea wegen Plazenta praevia Blutung. Parallele Darstellung im konventionellen B-Bild (links) und mit der VCI-A 3D-Schichttechnik (rechts), die die Kontraste stärker hervorhebt.

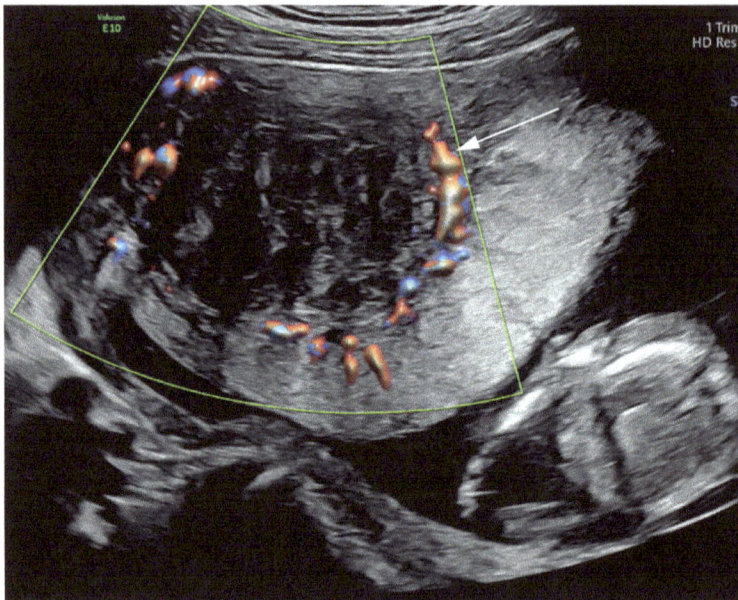

Abb. 2.27: 13 + 1 SSW, intakte Gravidität mit intramuralem, retroplazentar gelegenem Myom von 45 mm Durchmesser, typische zirkuläre Vaskularisation (Pfeil) am Rande des Leimyoms darstellbar. Nekrosen können sich durch Schmerzen und eine zentrale liquide Zone (Bildverstärkung/Artefakte?) bemerkbar machen.

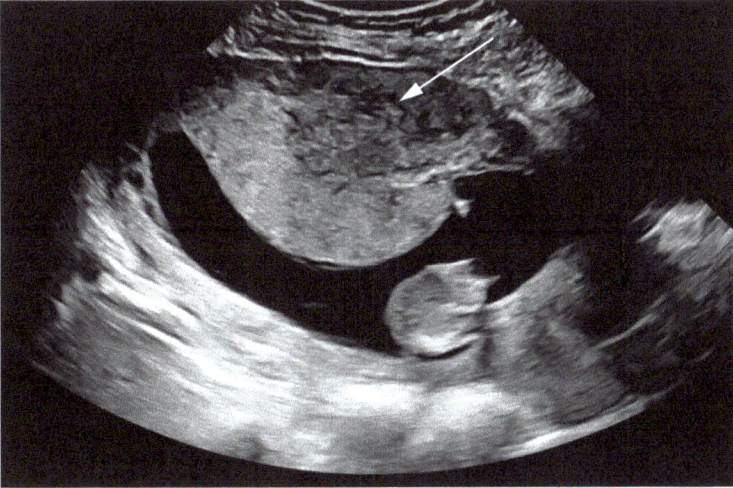

Abb. 2.28: 13 + 2 SSW, abdominalsonographische Darstellung von Fet, Fruchthöhle, Plazenta und Cervix. Die uterine Vorderwand ist durch eine fokale myometrane Kontraktion verdickt (Pfeil). Es handelt sich nicht um ein Myom. Im Zweifelsfall kann der Befund 20 Minuten später kontrolliert werden, ebenso, wenn die Kontraktion die Darstellung des Feten behindert und die Übersicht erschwert. Die Plazenta liegt an der Vorderwand weit vom inneren Muttermund entfernt.

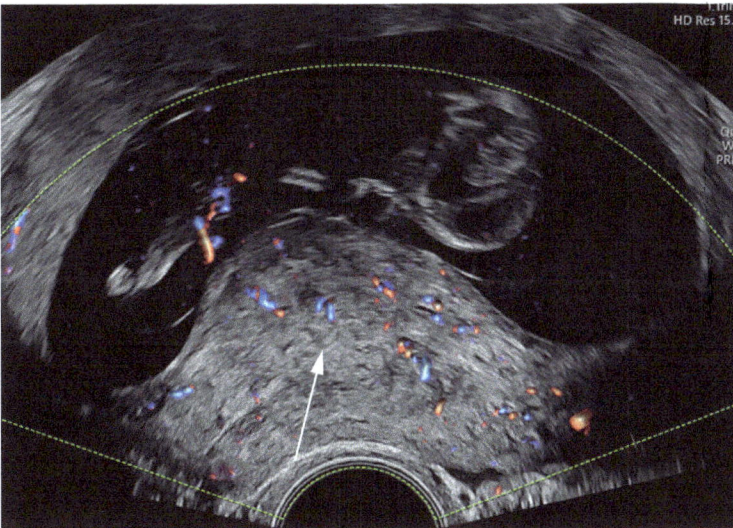

Abb. 2.29: 12 + 3 SSW, vaginalsonographisch stellt sich eine fokale myometrane Kontraktion dar (Pfeil), farbdopplersonographisch zeigen sich diffuse Gefäße im Myometrium im Gegensatz zu den zirkulären Gefäßen bei einem intramuralen Leimyom (Abb. 2.27). Die sonographische Beurteilung des Feten kann aufgrund der uterinen Kontraktion erheblich erschwert sein. Häufig hilft es 20 Minuten zu warten, um die Untersuchung unter günstigeren Schallverhältnissen fortzuführen.

2.2 Mehrlinge

2.2.1 Dichorial-diamniote Mehrlingsgravidität

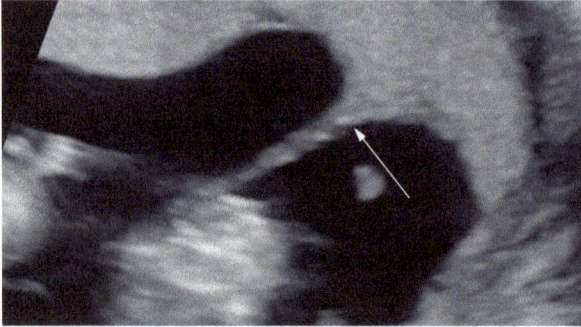

Abb. 2.30: Zur Beurteilung der Mehrlingsgravidität gehört die Diagnose der Chorialität. Dichoriale Gemini zeigen im ersten Trimenon eine relativ dicke Trennwand (2 Amnien, 2 Chorionhöhlen) und das Lambda-Zeichen (Pfeil). Das Chorion auf der Eihaut wird im Schwangerschaftsverlauf dünner, so dass dieser Unterschied nach 14 SSW nicht mehr so eindeutig sichtbar ist.

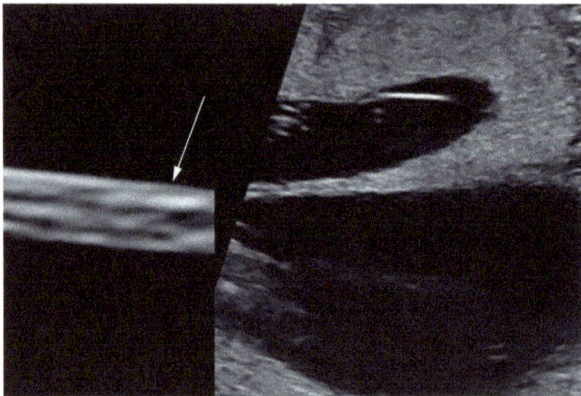

Abb. 2.31: Lamdba Zeichen in der Übersicht und Trennwand bei dichorial-diamnioten Gemini in der Detailvergrößerung: zwei Amnien und zwei Chorien kommen zur Darstellung (Pfeil).

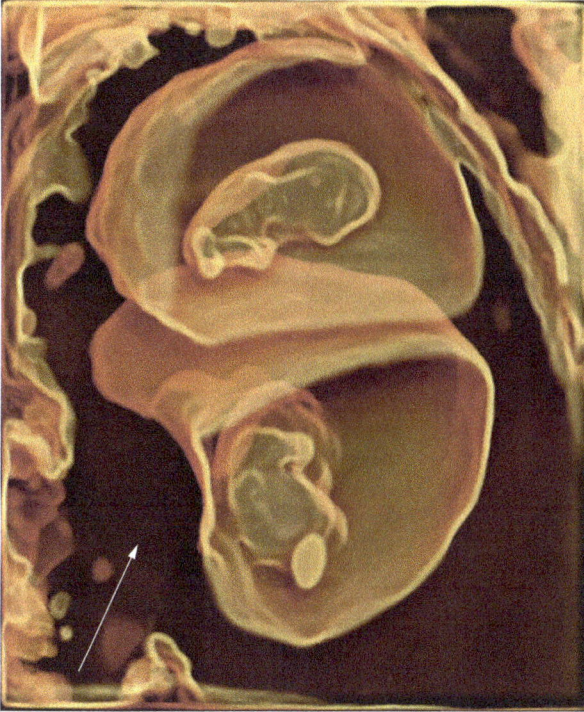

Abb. 2.32: Dreidimensionale Darstellung von dichorial-diamnioten Gemini mit deutlicher Darstellung der beiden voneinander entfernten Amnionhöhlen. Pfeil: Zölom.

2.2.2 Monochorial-diamniote Mehrlingsgravidität

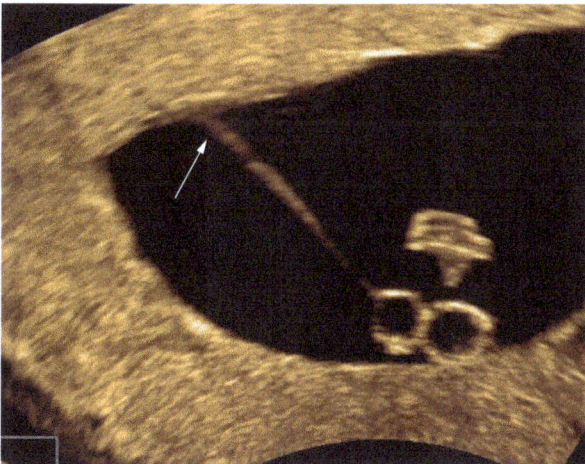

Abb. 2.33: 10 + 4 SSW, Mono-chorial-diamniote Gemini mit dünner Trennwand (2 Amnion, kein Chorion zwischen den Fruchthöhlen. Das T-Sign ist sichtbar (Pfeil). Im frühen ersten Trimenon können die dünnen Amnien manchmal sehr schwer sichtbar sein, in den meisten Fällen liegen dennoch diamniote Monocho-riaten vor. Kontrolle im späten ersten Trimenon!

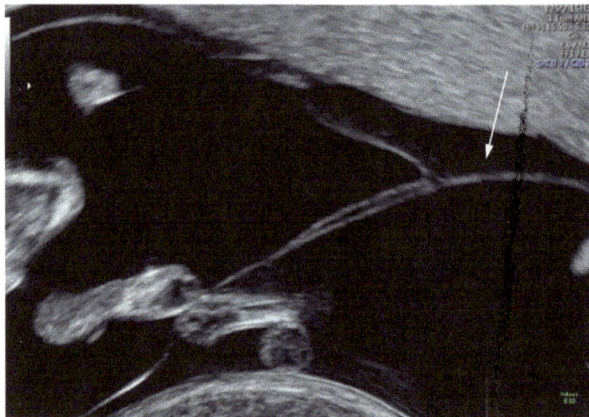

Abb. 2.34: Monochorial-diamniote Gemini, die beiden Amnien lassen sich darstellen als dünne Trennwände zwischen den Gemini. Amnien und Chorion sind noch nicht verschmolzen (Noch physiologische choriamniale Separation, Pfeil).

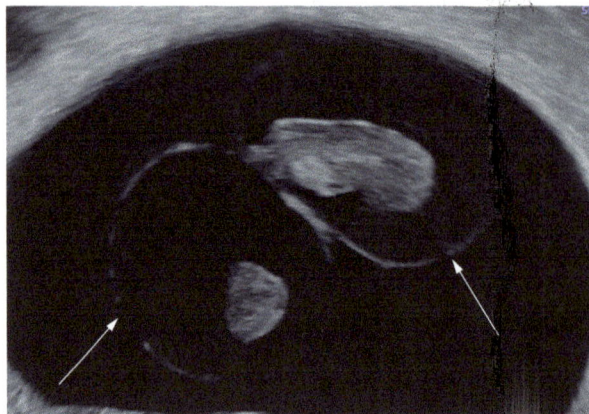

Abb. 2.35: Monochorial-diamniote Gemini mit 10 SSW, die beiden Amnionhöhlen sind gut sichtbar (Pfeile).

2.2.3 „Siamesische" Zwillinge (conjoined twin)

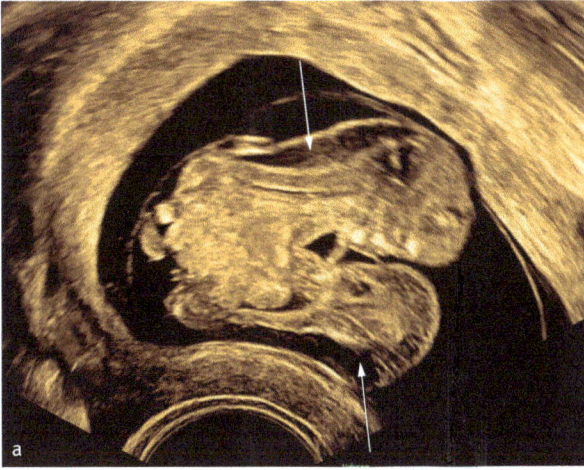

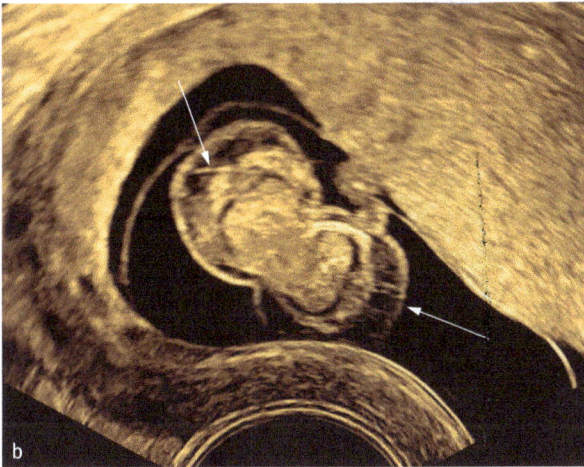

Abb. 2.36: (a) 10 + 3 SSW, Monochorial-monoamniote Gemini, conjoined twins (1:70.000 Schwangerschaften), hier Thorakabdominopagus mit gemeinsamem Herzen und Hydrops fetalis (Pfeile).
(b) Thorakoabdominopagus, gemeinsame Leber, ausgeprägtes Hautödem (Pfeile).

2.2.4 „Vanishing twin"

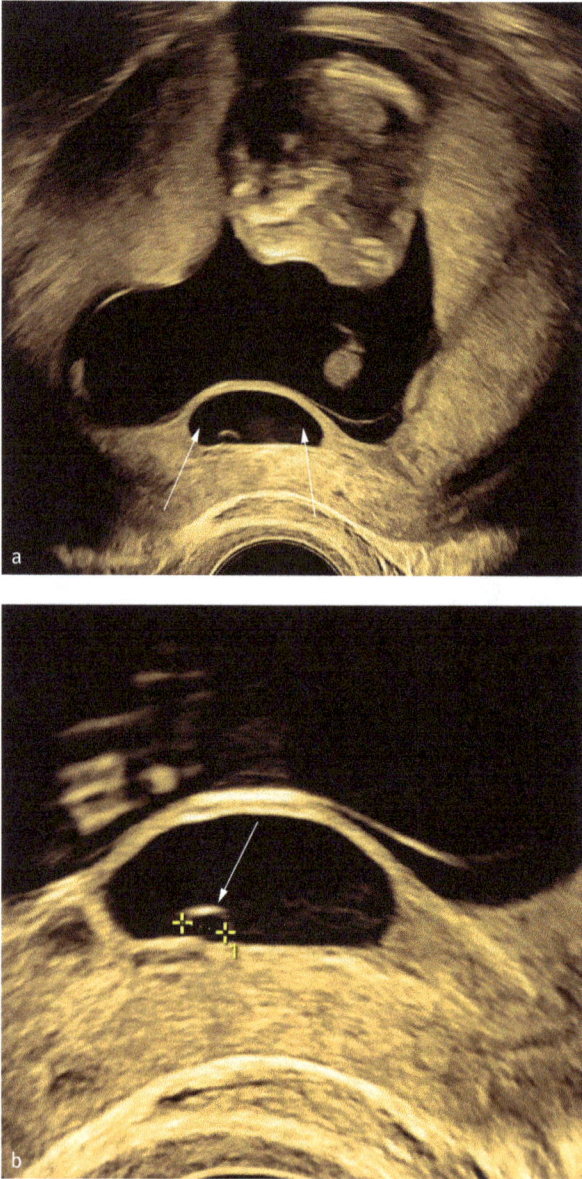

Abb. 2.37: (a) 13 + 2 SSW, vaginalsonographische Darstellung: Fruchthöhle mit fetalem Kopf mit Mandibula, Maxilla und Nasenbein. Plazenta um das Köpfchen herum sichtbar. Amnion und Chorion sind noch nicht verschmolzen (noch physiologische chorioamniale Separation). Nah am Schallkopf zweite Fruchthöhle (Pfeile, hier dichorial-diamniote Geminianlage) mit Dottersack bei Vanishing twin darstellbar. (b) 13 + 2 SSW, Vanishing twin, Detailaufnahme der zweiten Fruchthöhle ohne Embryo mit Dottersack (Pfeil) von 2,8. NIPT bei Vanishing twin sehr bedingt aussagefähig. Abstand der Blutabnahme zum Absterben des Vanishing twin von zumindest 8 Wochen wird empfohlen. Die Aussagekraft der NIPT kann trotzdem reduziert sein.

Literatur

[1] Bhide A, Acharya G, Bilardo CM, et al. ISUOG Practice Guidelines: use of Doppler ultrasono-
     graphy in obstetrics. Ultrasound Obstet Gynecol. 2013;41:233-239.
[2] Khalil A, Rodgers M, Baschat A, et al. ISUOG Practice Guidelines: role of ultrasound in twin
     pregnancy. Ultrasound Obstet Gynecol. 2016;47:247-263.
[3] Papageorghiou AT, Kennedy SH, Salomon LJ, et al. International standards for early fetal size
     and pregnancy dating based on ultrasound measurements of crown-rump length in the first
     trimester of pregnancy. Ultrasound Obstet Gynecol. 2014;44:641-648.
[4] Rempen A, Chaoui R, Häusler M, et al. Qualitätsanforderungen an die Ultraschalluntersuchung
     in der Frühschwangerschaft (DEGUM-Stufe I) zwischen 4 + 0 und 13 + 6 Schwangerschafts-
     wochen. Ultraschall in der Medizin. 2016;37(06):579-583.
[5] Salomon LJ, Alfirevic Z, Bilardo CM, et al. ISUOG Practice Guidelines: performance of first-
     trimester fetal ultrasound scan. Ultrasound Obstet Gynecol. 2013;41:102-113.

Webseiten

[6] Mutterschaftsrichtlinien 2013. www.g-ba.de/informationen/richtlinien/19/
[7] Deutsche Gesellschaft für Ultraschall in der Medizin.
     www.degum.de/en/sektionen/gynaekologie-geburtshilfe/informationen-zum-fach.html
[8] International Society of Ultrasound in Obetstrics and Gynecology.
     www.isuog.org/clinical-resources/isuog-guidelines/practice-guidelines-english.html
[9] Fetal Medicine Foundation. fetalmedicine.org/education/the-11-13-weeks-scan

3 Ersttrimesterscreening 11 + 0–13 + 6 SSW

3.1 Frühe Fehlbildungsdiagnostik

Mit Einführung des Ersttrimesterscreenings (ETS) in den 1990er Jahren zur Risiko-kalkulation für die Trisomien 13, 18 und 21 über die Messung der fetalen Nackendicke (NT) begann man, sich eine neue Sicht auf den Feten zu erarbeiten. Verbunden mit technischen Innovationen wurde es möglich, die gesamte frühe Anatomie des Feten immer besser zu beurteilen.

Vorteilhaft für die Detektion von Fehlbildungen ist in diesen frühen Wochen die Möglichkeit den gesamten Feten zu betrachten, die eher schwach ausgeprägte Ossi-fikation, die Sicht aus verschiedenen Perspektiven durch häufigere Bewegungen des Feten und die Kombination mit dem vaginalen US. Nachteilig ist die geringe Größe der Organe und die entwicklungsbedingt spätere Darstellbarkeit einzelner anatomi-scher Strukturen.

Die ISUOG und die DEGUM haben 2013 bzw. 2016 in ihren Empfehlungen heraus-gearbeitet, welche anatomischen Strukturen standardmäßig und optional dargestellt werden können. Die Möglichkeiten der frühen Erkennung von Entwicklungsstörun-gen und der Risikoabschätzung für Aneuploidien sollten dabei immer vor dem Hin-tergrund des seit 2009 eingeführten Gendiagnostikgesetzes Anwendung finden. Hier sind einerseits die Anforderungen an die Aufklärung und Beratung der Schwangeren als auch die Anforderungen an die Qualifikation des Untersuchers zur genetischen Beratung und vorgeburtlichen Risikoabklärung dokumentiert.

Voraussetzungen für eine weitgehend sichere Beurteilung des Feten sind neben ausreichender Erfahrung auf dem Gebiet des pränatalen US fundierte Kenntnisse der frühen fetalen Anatomie sowie bestimmte technische Aspekte des verwendeten US-Systems. Um die in der Literatur beschriebenen Detektionsraten für Fehlbildungen von über 50 % zu erreichen, hat sich neben den genannten Voraussetzungen auch die Verwendung eines systematischen Untersuchungsprotokolls als nützlich erwiesen. Hierbei werden alle Organsysteme der Reihe nach inhaltlich „abgearbeitet".

Die nachfolgenden Kapitel greifen diese Systematik auf und sollen anhand zahl-reicher Abbildungen die Möglichkeiten des ETS veranschaulichen.

https://doi.org/10.1515/9783110536775-003

3.1.1 Allgemeine Vorgaben nach DEGUM und ISUOG

Tab. 3.1 Allgemeine Vorgaben nach DEGUM und ISUOG.

DEGUM II / III	ISUOG
– Standard:	– Standard
– SSL, BIP	– SSL
– Optional:	– BIP, KU
– KU, AU, Femur	– AU
	– Femur

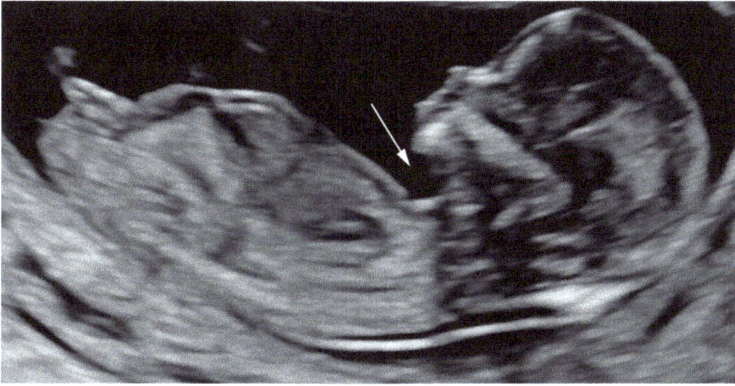

Abb. 3.1: 13 + 2 SSW, normale SSL: Die SSL ist das wichtigste Maß im 1. Trimenon. Neben dem BIP (zum Ende des 1. Trimenons) ist die SSL entscheidend für die weitestgehend genaue Bestimmung des Gestationsalters. Für die richtige Messung sind eine ausreichende Vergrößerung, ein Mitt-Sagittalschnitt und eine Neutralposition des Feten wichtig (zwischen Kinn und Thorax sollte sich dabei immer etwas Fruchtwasser befinden), (Pfeil).

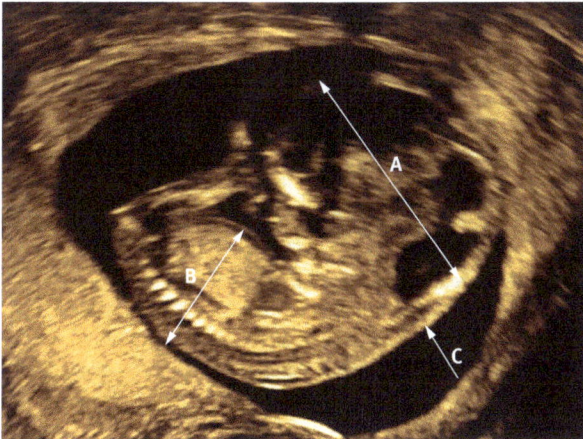

Abb. 3.2: 12 + 1 SSW: Fet mit stark gekrümmter Haltung und Kopf: (Pfeil A) Abdomen (Pfeil B) Diskrepanz bei Triploidie. Eine sehr häufige embryonale Chromosomenanomalie, die aber meist bis zur 10. SSW zum Abort führt. Typisch beim Ersttrimesterscreening: sehr niedrige Werte von PAPP-A und freiem β-HCG (je ca. 0,1 MOM). Der Nacken ist häufig nicht verdickt (Pfeil C).

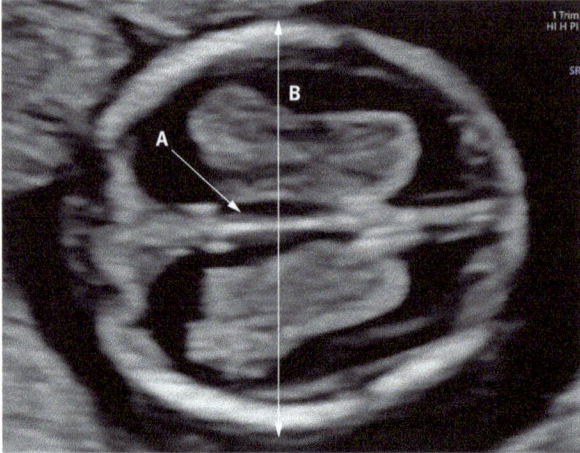

Abb. 3.3: 13 + 3 SSW, der BIP und Kopfumfang wird bei ausreichender Vergrößerung im größten symmetrischen Querschnitt mit darstellbarer Falx cerebri (Pfeil A) gemessen. Die Plazierung der Meßpunkte erfolgt immer an der Knochenaußengrenze im größten Durchmesser (Pfeil B). Zum Ende des 1. Trimenon ist der BIP wesentlich für die Bestimmung des Gestationsalters.

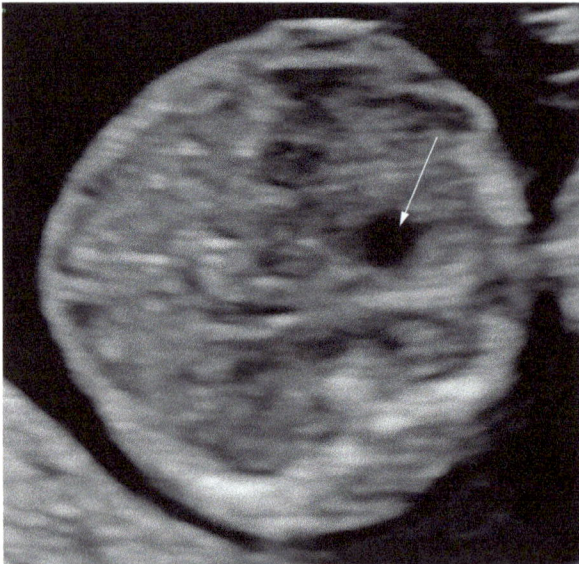

Abb. 3.4: 13 + 3 SSW, Abdomenumfang: Der gegenüber dem ovalen Kopfumfang immer eher rundliche Bauchumfang wird in Höhe des gefüllten Magens gemessen (Pfeil), der sich im linken Oberbauch befinden sollte. Für die richtige Messebene sollte bei entsprechender Vergrößerung der Nabelansatz nicht darstellbar sein. Die fetale Leber füllt ansonsten diese Einstellung fast vollständig aus.

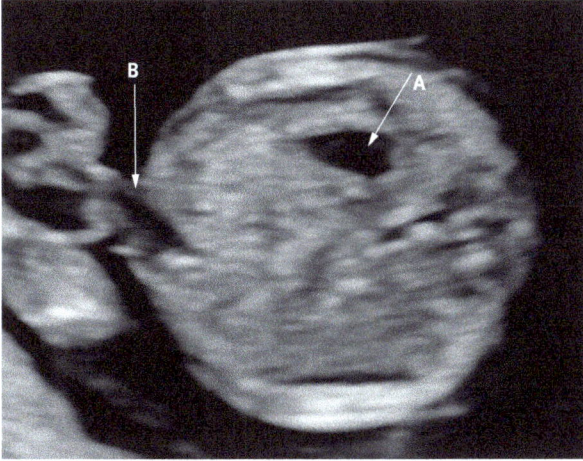

Abb. 3.5: 13 + 1 SSW, Abdomenumfang (falsche Ebene): Eher schräger Querschnitt durch das Abdomen: neben dem Magen (Pfeil A) ist auch der NS-Ansatz (Pfeil B) abgebildet.

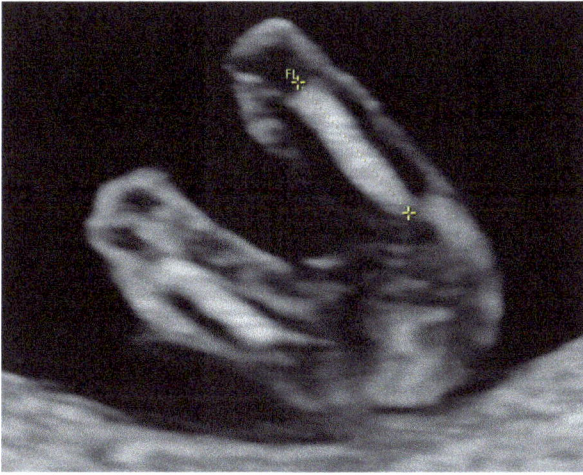

Abb. 3.6: 13 + 0 SSW, die Messung des Femurs erfolgt bei entsprechender Vergrößerung unter Darstellung der längsten darstellbaren Diaphyse bei einem US Einfallswinkel von 45–90°.

3.1.2 Gesicht, Kopf, ZNS, Wirbelsäule

Die Beurteilung insbesondere von Gesicht, Kopf und ZNS sind sehr wesentliche Bestandteile des ETS. Einerseits ist zum Ende des 1. Trimenons die exakte Messung des BIP eine wesentliche Grundlage für eine exakte Bestimmung des Gestationsalters, andererseits manifestieren sich am ZNS mitunter schon sehr früh sehr schwere Entwicklungsstörungen, die gar nicht oder nur sehr schwer mit einem Leben postpartal vereinbar sind (z. B. Anencephalie, Holoprosencephalie) und auch von dem weniger erfahrenen Untersucher erkannt werden können. Leitstruktur ist dabei im Axialschnitt das Mittelecho (Falx cerebri) und die echogenen Plexus choroidei als sogenanntes „butterfly sign", die die Lateralventrikel fast vollständig ausfüllen.

Sollte im Rahmen des ETS auch eine Risikokalkulation für Aneuploidien erfolgen, ist eine exakte Darstellung des fetalen Profils unabdingbar. In einem exakten midsagittalen Schnitt lassen sich aber neben der Nackentransparenz auch zahlreiche andere Strukturen darstellen, die für den etwas erfahreneren Untersucher auch Hinweise auf strukturelle Entwicklungsstörungen geben können. Die Messung der „intracranial translucency" (IT) ist hilfreich für die Detektion der offenen Spina bifida. Typische Zeichen aus dem 2. Trimenon wie lemon- und banana-sign sind im 1. Trimenon nicht zu erwarten.

Ebenso wichtig ist die genaue Betrachtung der Fossa posterior für die Erkennung späterer ZNS Fehlbildungen. Zu beachten ist, dass es im 1. Trimenon immer noch eine physiologische Verbindung zwischen der hinteren Schädelgrube und dem 4. Ventrikel gibt, die nicht mit einem Dandy Walker Komplex verwechselt werden darf. Die genaue Betrachtung der Maxilla ist hilfreich für die Erkennung einer Gesichtsspalte („maxillary-gap").

Tab. 3.2 Untersuchungsinhalte zur Beurteilung von Gesicht, Kopf, ZNS und Wirbelsäule nach DEGUM und ISUOG.

DEGUM II / III	ISUOG
– Standard:	– Standard:
– Kalotte	– Schädel darstellbar, Schädelknochen
– Falx cerebri	– Falx cerebri
– Plexus choroideus	– Plexus choroideus gefüllte Ventrikel
– Profil	– Nacken mit normalem Erscheinungsbild
– NT	– Optional:
– Optional:	– NT (nur nach Beratung durch zertifizierte Untersucher)
– IT, Hirnstamm	– Nasenbein
– Augen, Kiefer, Lippen	– Normales Profil mit Unterkiefer
– Nasenbein	– Intakte Lippen
– WS-Kontur	– Augen mit Linsen
	– WS longitudinal und axial, durchgehende Hautkontur

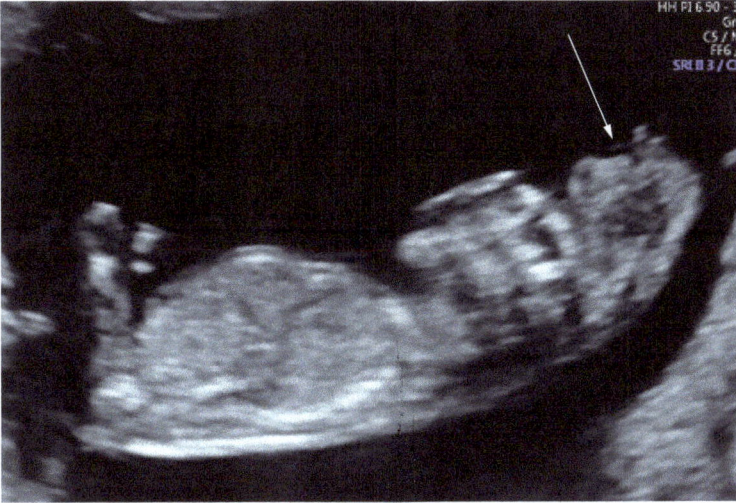

Abb. 3.7: 13 + 2 SSW, Fet mit Exenzephalie-Anezephalie-Sequenz: Der Anenzephalus stellt sich in dieser SSW als Fehlen der Schädelkalotte mit abnormer Form und auffälliger Verformbarkeit des Gehirns dar (Pfeil). Typischerweise gelingt es bei der Messung der SSL nicht, einen exakten Messpunkt am Kopfende zu positionieren. In den meisten Fällen wird der eigentliche Anencephalus nach Abdauung des fetalen Großhirns ab ca. 16 SSW darstellbar. Die Prognose ist infaust. In der Spätschwangerschaft ist mit einem Hydramnion und gehäuften Schwangerschaftskomplikationen (Präeklampsie) zu rechnen.

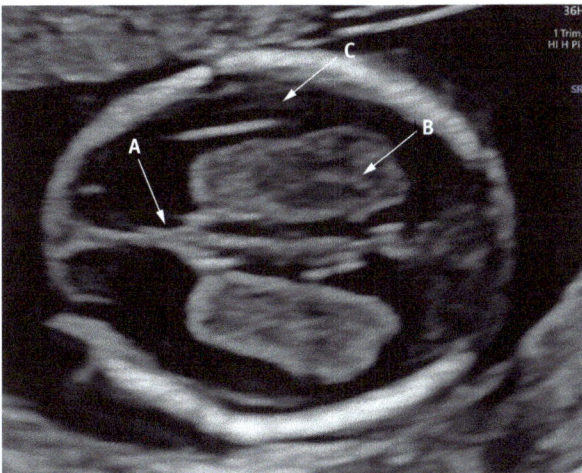

Abb. 3.8: 13 + 5 SSW, Querschnitt durch das fetale Köpfchen: es ist die Trennung der Großhirnhemipshären (Falx cerebri) darstellbar (Pfeil A). Damit lässt sich eine Holoprosenzephalie (Trisomie 13), bei der die Vorderhörner der Hirnseitenventrikel konfluieren, ausschließen. Die Hirnseitenventrikel werden weitgehend von den Plexus choroidei (Pfeil B) ausgefüllt, eine spätere Ventrikulomegalie kann sich in Einzelfällen anhand einer Kompression der Plexus choroidei bemerkbar machen (Längenquotient Hirnseitenventrikel/ Plexus choroideus < 0,55). Eine diskrete Asymmetrie der Plexus choroidei ist häufig zu finden und meist bedeutungslos. Der Hirnmantel ist nur als schmaler Saum am inneren der Schädelkalotte zu sehen (Pfeil C). Der dritte Ventrikel ist physiologisch darstellbar.

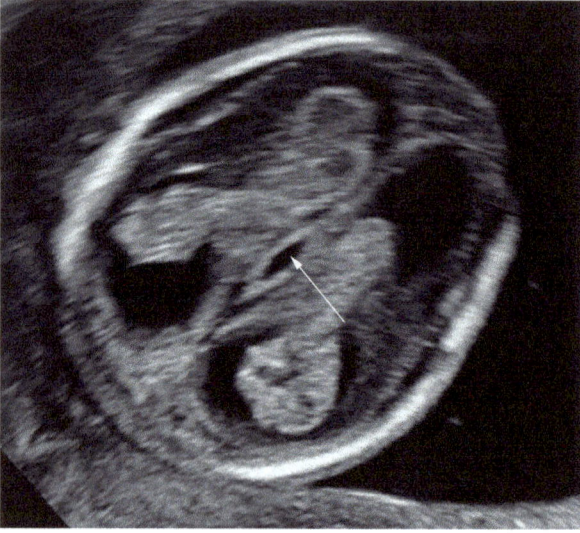

Abb. 3.9: 13 + 0 SSW, fetaler Kopf mit normaler Trennung der Hirnhälften, diskreter Asymmetrie der Plexus choroidei (bedeutungslos) und gut sichtbarem dritten Ventrikel (physiologisch) (Pfeil). Der dritte Ventrikel sollte nicht mit dem Cavum septi pellucidi verwechselt werden, das ab dem zweiten Trimenon sichtbar wird und als Leitstruktur für die korrekte Einstellung der Messebene von Biparietalem Kopfdurchmesser und Frontookzipitalem Kopfdurchmesser in der späteren Schwangerschaft gilt.

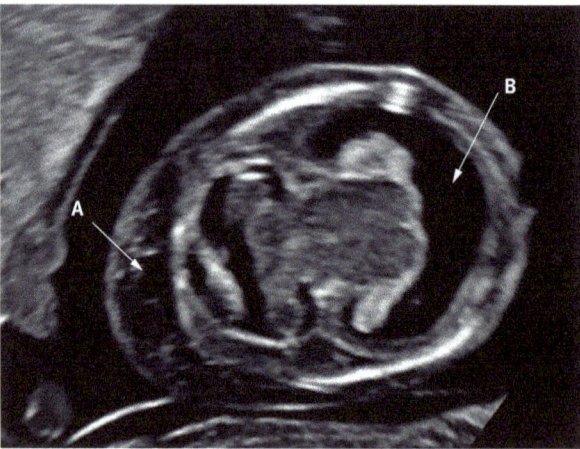

Abb. 3.10: 13 + 1 SSW, Querschnitt durch den fetalen Kopf: neben einem verdickten Nacken (Pfeil A) fällt eine breite Verbindung der Vorderhörner der Hirnseitenventrikel auf (alobare Holoprosenzephalie) (Pfeil B). Diese Auffälligkeiten sind typisch bei Trisomie 13.

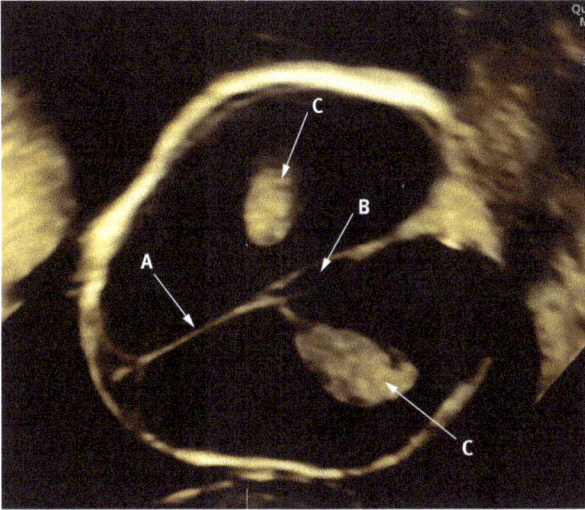

Abb. 3.11: 13 + 6 SSW, Querschnitt durch den fetalen Kopf: das Mittelecho (Pfeil A) und der dritte Hirnventrikel (Pfeil B) sind normal darstellbar. Die Plexus choroidei (Pfeil C) der Hirnseitenventrikel fallen aber durch eine erhebliche Kompression und ein Abweichen aus der Längsachse (Dangling) auf.

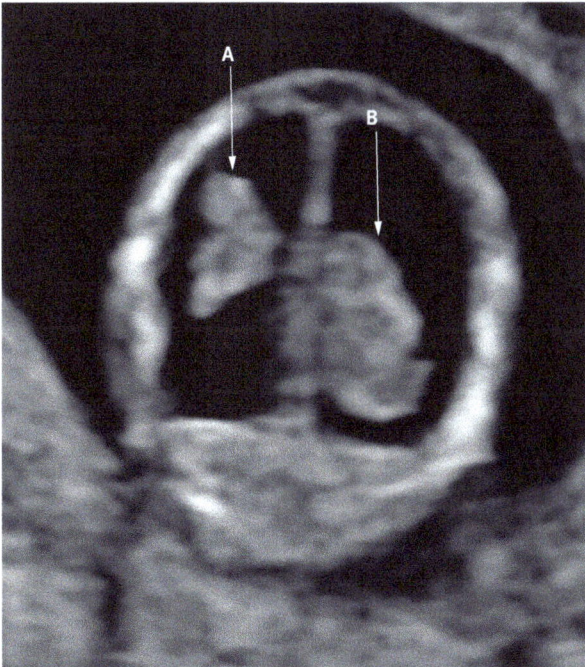

Abb. 3.12: 13 + 3 SSW, Querschnitt durch den fetalen Kopf mit Asymmetrie der Plexus choroidei (Pfeil A und B) und Kompression besonders auf der linken Seite (Pfeil A) als möglicher Hinweis auf eine sich später manifestierende Ventrikulomegalie. In diesem Fall Hydrocephalus mit 18 SSW.

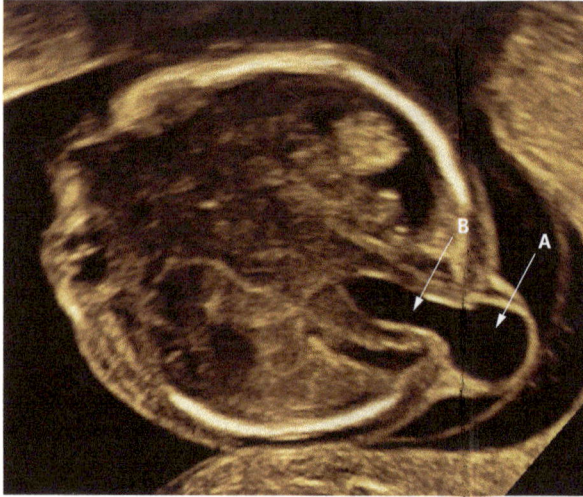

Abb. 3.13: 13 + 4 SSW, Querschnitt durch den fetalen Kopf. Es fällt eine zystische Vorwölbung (Pfeil A) im Nackenbereich auf, die nicht mit einem Nackenödem verwechselt werden sollte. Es lässt sich die Kontinuität der „Zyste" ins fetale Gehirn darstellen (Pfeil B), hier Encephalocele.

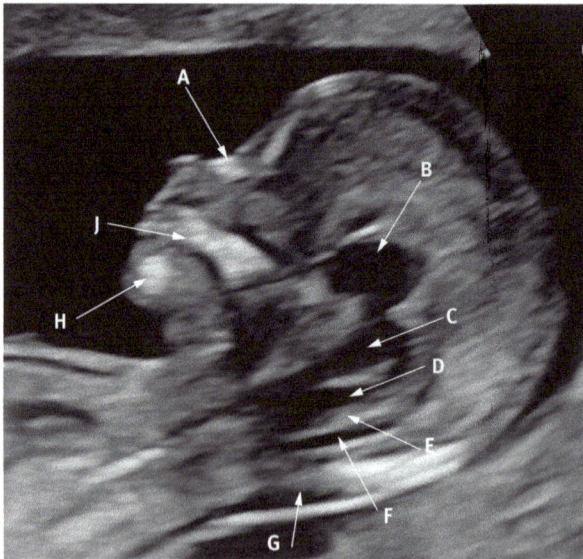

Abb. 3.14: 13 + 4 SSW, normales Profil im Mitt-Sagittalschnitt. Bei optimaler Schnittebene sind Nasenbein (Pfeil A), Thalamus (Pfeil B), Hirnstamm (Pfeil C), 4. Hirnventrikel (entspricht der „intracranial translucency", Pfeil D), Plexus choroideus des 4. Hirnventrikels (Pfeil E), Cisterna magna (Pfeil F), Nackentransparenz (Pfeil G), Mandibula (Pfeil H) und Maxilla (Pfeil I) in einer Abbildung darstellbar.

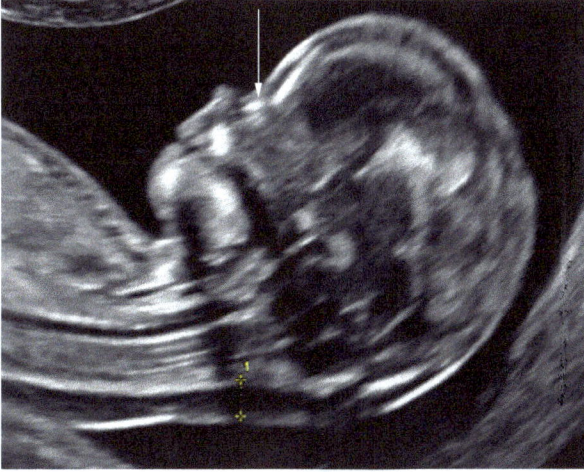

Abb. 3.15: 12 + 5 SSW, Längsschnitt durch den fetalen Kopf und Thorax: Nackendicke obere Norm (2,7 mm bei 72 mm Scheitel-Steißlänge). Zusätzlich flaches Profil und hypoplastisches Nasenbein (hier 1,2 mm, Pfeil). In diesem Fall Trisomie 21. Bei hohem Risiko für Aneuploidien ist immer die Chorionzottenbiopsie oder frühe Amniozentese gegenüber dem Nicht-Invasiven-Pränatal-Test (NIPT) mittels freier fetaler DNA aus dem Blut der Schwangeren zu bevorzugen.

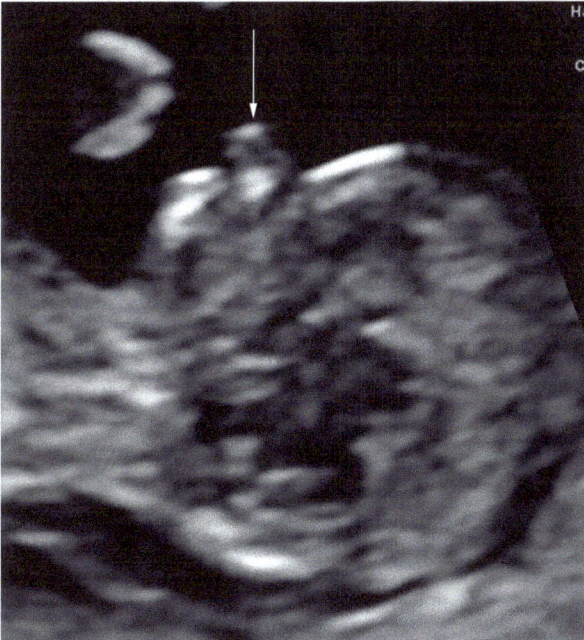

Abb. 3.16: 13 + 1 SSW, Gesichtsspalte im Pofilbild. Spaltbildungen sind im Ersttrimesterscreening meist nur bei relevanten Defekten unter Beteiligung von Maxilla und hartem Gaumen erkennbar. Im Profilbild imponiert meist eine Art Protrusion (Pfeil) vor dem Oberkiefer, die wie eine Art „Rüssel" imponieren kann. Hier unilaterle Lippen-Kiefer-Gaumenspalte.

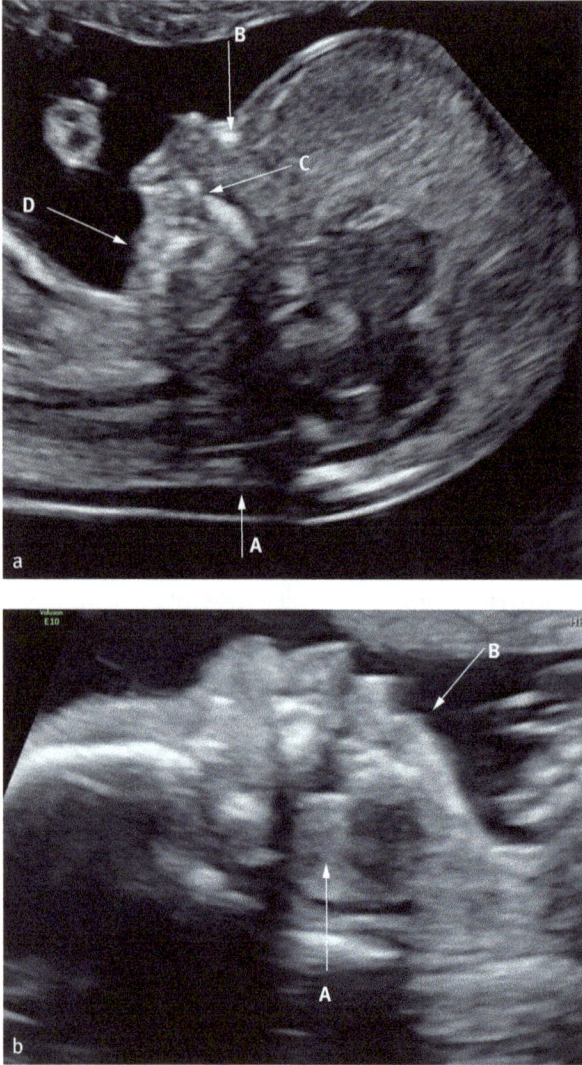

Abb. 3.17: (a) 13 + 0 SSW, Längsschnitt durch den fetalen Kopf, Nackentransparenz (Pfeil A) und Nasenbein (Pfeil B) sind normal darstellbar. Oberkiefer mit zentral fehlender Ossifikation (Pfeil C) kann noch physiologisch sein. Aber: ausgeprägte Retrogenie (Pfeil D) bei Pierre-Robin-Sequenz und in diesem Fall später bestätigte Gaumenspalte bei intakter Lippe. (b) 22 + 0 SSW, Darstellung einer Glossoptose (Pfeil A), die das Zurückfallen der Zunge an die hintere Rachenwand bei Gaumenspalte beschreibt. Lippe und Oberkiefer sind intakt. Bei der Pierre-Robin-Sequenz ist die Retrogenie (Pfeil B) das Leitsymptom, aber abhängig vom Schnittwinkel nicht immer gut darstellbar oder auch durch Schrägschnitte als Artefakt produzierbar.

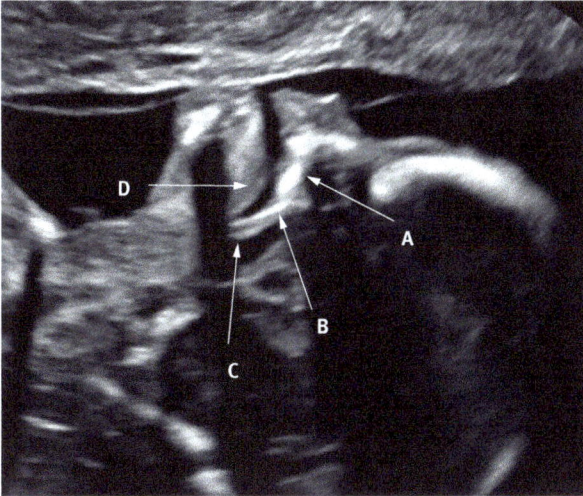

Abb. 3.18: 13 + 0 SSW, Längsschnitt durch den fetalen Kopf bei leicht geöffnetem Mund und eindeutiger Darstellung des harten (Pfeil A) und weichen (Pfeil B) Gaumens und der Uvula (Pfeil C) in Abgrenzung zur fetalen Zunge (Pfeil D). Eine typische Gaumenspalte, die von dorsal (Uvula) entsteht, ist damit weitestgehend auszuschließen. Eine submuköse Gaumenspalte lässt sich grundsätzlich pränatal nicht ausschließen.

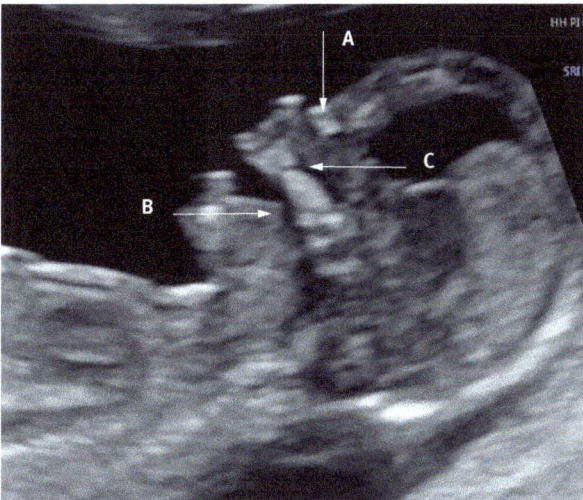

Abb. 3.19: 13 + 0 SSW, Längsschnitt durch den fetalen Kopf und Thorax bei leicht geöffnetem Mund: Nasenbein (Pfeil A) und Zunge (Pfeil B) sind gut darstellbar. Der Oberkiefer besitzt in dieser Phase der Entwicklung noch eine kleine physiologische, zentrale „Lücke" (Pfeil C). Sie entspricht einer fehlenden Ossifikation und ist nicht mit einer Gaumenspalte zu verwechseln.

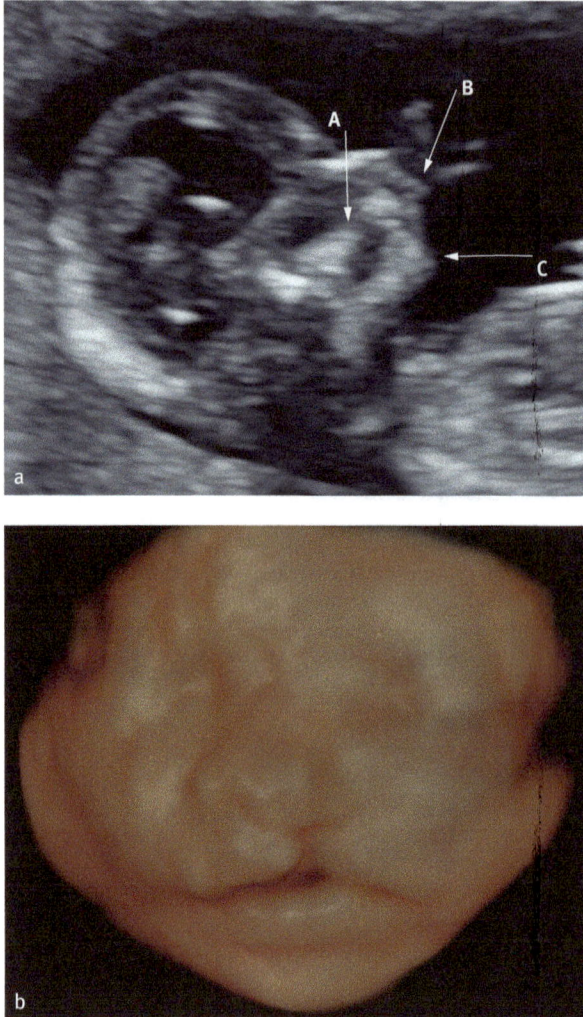

Abb. 3.20: (a) 13 + 2 SSW, Längsschnitt durch den fetalen Kopf und Thorax. Der Oberkiefer weist eine deutlich sichtbare Lücke **(Pfeil A)** auf („Gap-Sign"), die in geringem Ausmaß als verzögerte Ossifikation des zentralen Oberkiefers normal sein kann (siehe Abb. 3.19). Hier aber auch ver-ändertes Profil mit vorstehender Oberlippe **(Pfeil B)** und Retrogenie **(Pfeil C)** und dringendem V. a. eine Lippen-Kiefer-Gaumenspalte. (b) 22 + 1 SSW, Lippen-Kiefer-Gaumenspalte links im 3D-Ober-flächenmodus mit zugehöriger Verziehung des gleichseitigen Nasenflügels. Die Veränderungen der rechten Orbita sind Artefakte durch die 3-D-Darstellung.

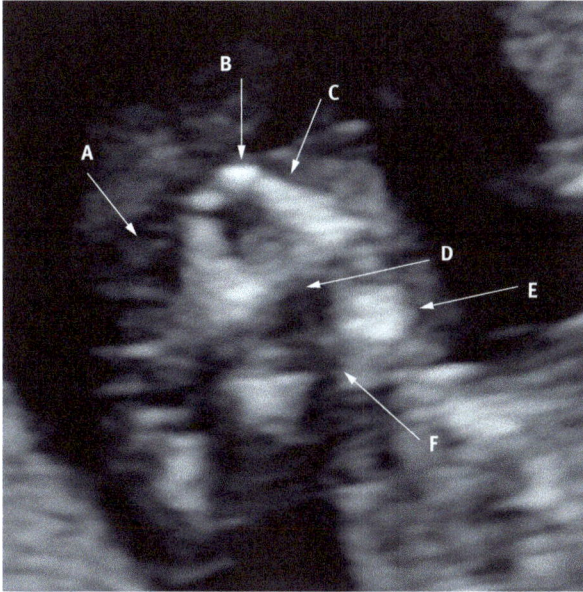

Abb. 3.21: 13 + 0 SSW, Frontalschnitt des fetalen Gesichts. Neben der Orbita (Pfeil A) kommt das sogenannte Munddreieck zur Darstellung. Es wird gebildet aus den Nasenbeinanteilen (Pfeil B), dem Processus maxillaris (Pfeil C) und dem Oberkiefer-Alveolar-Grat (Pfeil D). Der Unterkiefer (Pfeil E) besitzt mittig immer eine physiologische Unterbrechung der Kontinuität (Pfeil F). Diese eher spezielle Abbildungsebene ist hilfreich bei der Diagnose größerer Gesichtsspalten oder einer Retro/ Mikrognathie. Sie ist keine typische Darstellung in der Routineuntersuchung. Der Oberkiefer zeigt sich einfacher im Längsschnitt, wenn Nasenbein, hintere Schädelgrube und Nackentransparenz dargestellt werden.

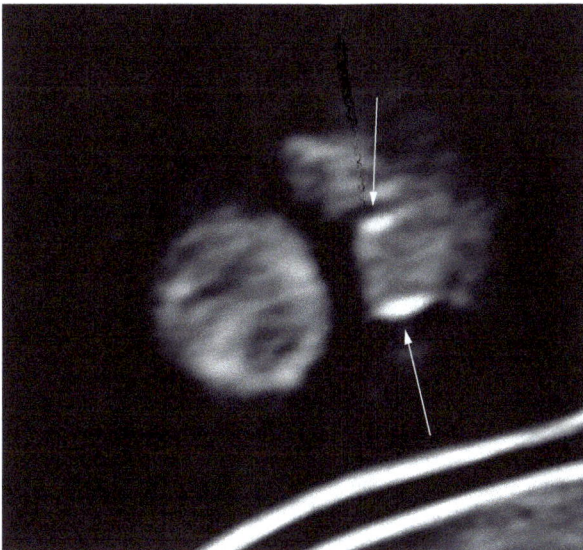

Abb. 3.22: 13 + 1 SSW, Aufsicht auf den fetalen Mund-Kinn-Bereich mit einer doppelseitigen Lippen-Kiefer-Gaumenspalte bei Trisomie 13. Abgebildet sind hier nur die Lippenspalten (Pfeile) Die chorio-amniale Separation mit sehr deutlicher Darstellung des Amnions ist bis 15 SSW noch physiologisch, kann aber danach ebenfalls ein diskreter Hinweis auf Aneuploidien sein.

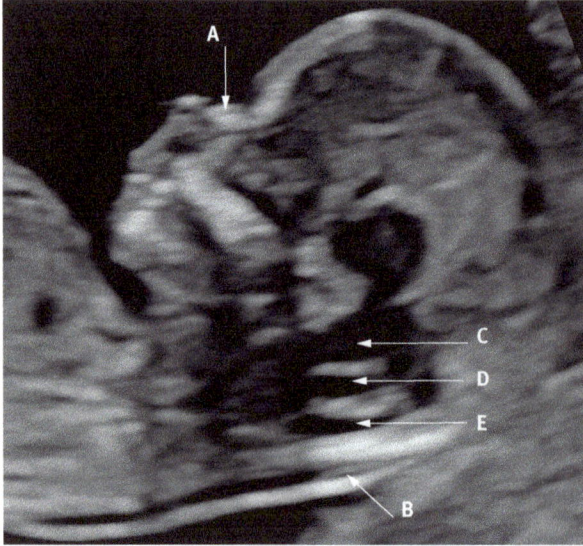

Abb. 3.23: 13 + 4 SSW, Längsschnitt durch den fetalen Kopf und Thorax, wie er beim Ersttrimester-screening angestrebt werden sollte und der eine Vielzahl an Informationen enthält. Neben einem unauffälligen Nasenbein (Pfeil A) und normaler Nackendicke (Pfeil B) beachte man hier besonders die hintere Schädelgrube mit der typischen Dreiteilung. Diese wird gebildet aus dem Hirnstamm (Pfeil C), dem 4. Hirnventrikel (entspricht der „intracranial translucency") (Pfeil D) und der Cisterna magna (Pfeil E). (Vgl. Abb. 3.14)

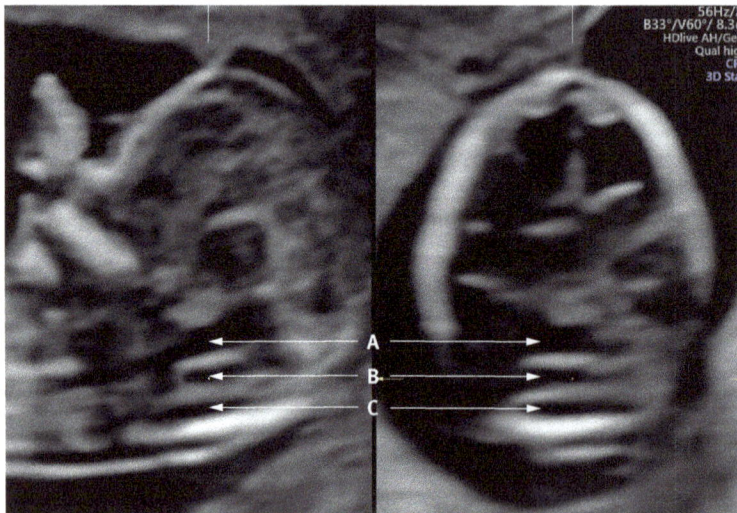

Abb. 3.24: 13 + 4 SSW, multiplanare 3-D-Darstellung (links Längsschnitt, rechts Querschnitt) des fetalen Köpfchens mit Darstellung der hinteren Schädelgrube: Hirnstamm (Pfeil A), 4. Ventrikel (Pfeil B), Cisterna magna (Pfeil C). Mit dieser typischen, gleichmäßigen Dreiteilung der hinteren Schädelgrube lässt sich ein offener Neuralrohrdefekt mit den typischen Folgeveränderungen des Kopfes (Chiari-Malformation) weitgehend ausschließen.

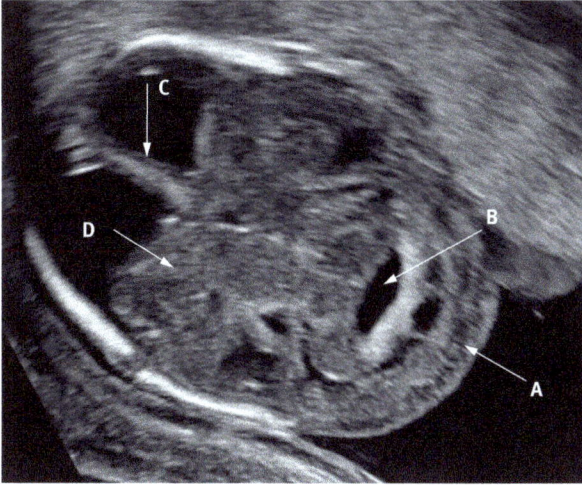

Abb. 3.25: 12 + 6 SSW, axialer Schnitt mit Darstellung des normalen Nackens (Pfeil A) und der normalen hinteren Schädelgrube mit normalen Proportionen und normal weitem 4. Ventrikel (Pfeil B). Das Mittelecho (Pfeil C) ist ebenfalls gut darstellbar, die scheinbare Kompression der Plexus choroidei (Pfeil D) wird hier durch den Schrägschnitt durch das fetale Köpfchen als Artefakt hervorgerufen.

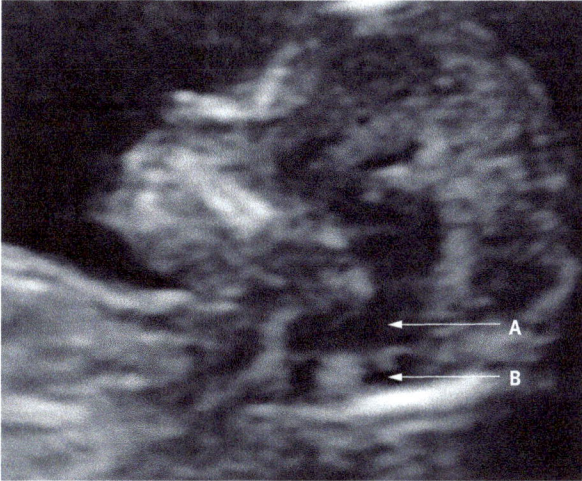

Abb. 3.26: 13 + 1 SSW, derselbe Fet wie in der Abb. 3.37a, Längsschnitt durch den fetalen Kopf: frühe Kopfzeichen mit verbreitertem Hirnstamm (Pfeil A). In dem dorsal davon gelegenen, eher schmaleren Areal (Pfeil B) lässt sich eine intracranial translucency entsprechend dem 4. Ventrikel oder eine Cisterna magna nicht klar abgrenzen. Die typischen drei anatomischen Linien können nicht dargestellt werden (Vergleich zu Abb. 3.23.)

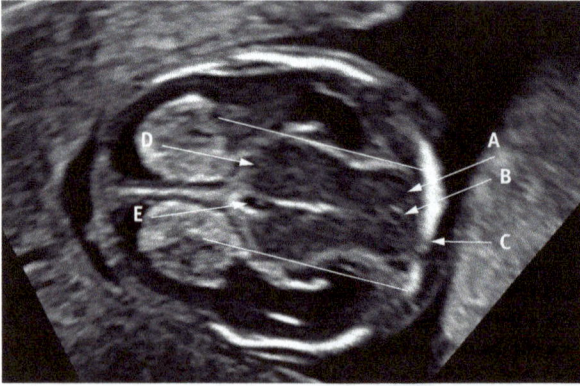

Abb. 3.27: 13 + 1 SSW, Kopf im Axialschnitt bei offener Spina bifida. Der BIP erscheint bei einer offenen Spina bifida meist eher schmal, die Pedunculi cerebelli (Pfeil A) sowie der Sylvische Aquädukt (Pfeil B) sind nach posterior verlagert und liegen direkt am Os occipitale (Pfeil C). Zwei gedachte Verbindungslinien zwischen Thalamus (Pfeil D) und Pedunculi cerebelli verlaufen nahezu parallel. Zwischen den beiden Thalamusanteilen befindet sich der 3. Ventrikel (Pfeil E). Im Vergleich dazu der Normalbefund in Abb. 3.28.

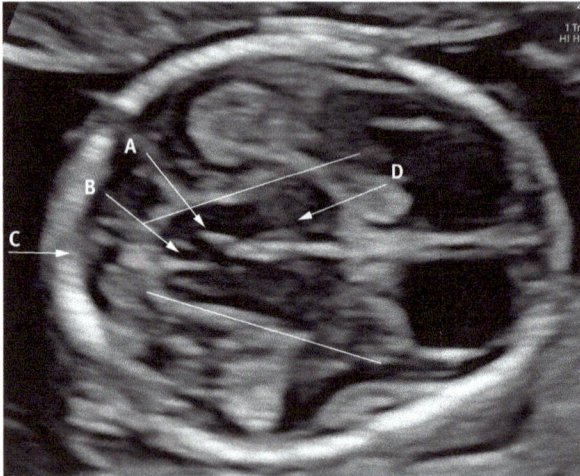

Abb. 3.28: 13 + 2 SSW, Kopf im Axialschnitt bei einem gesunden Feten (Vergleich zu Abb. 3.27). Man erkennt den deutlichen Abstand der Pedunculi cerebelli (Pfeil A) bzw. des Sylvischen Aquedukt (Pfeil B) zum Os occipitale (Pfeil C). Die Verbindungslinien von Thalamus (Pfeil D) und Pedunculi cerebelli verlaufen divergent.

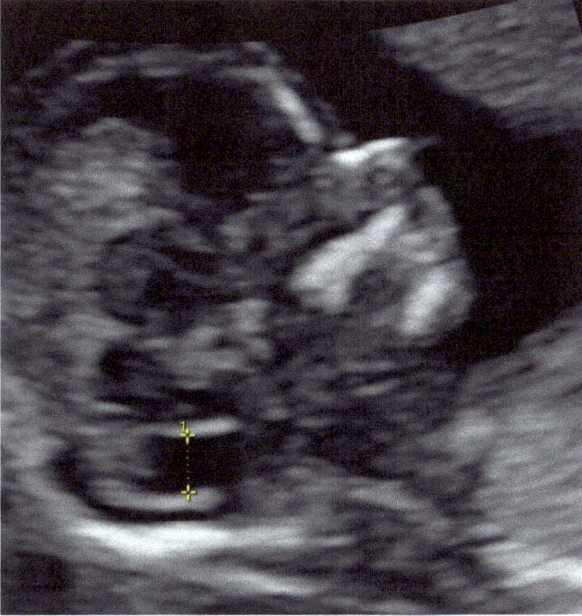

Abb. 3.29 SSW, Längsschnitt durch das fetale Köpfchen: Darstellung eines erweiterten 4. Hirnventrikels (knapp 4 mm, Norm in dieser SSW ca. 2 mm). Die beiden „Linien" in der hinteren Schädelgrube verlaufen in dieser Phase normalerweise parallel und teilen die hintere Schädelgrube in drei
gleiche Teile auf (siehe Abb. 3.23). Hier spätere Diagnose Dandy-Walker Malformation.

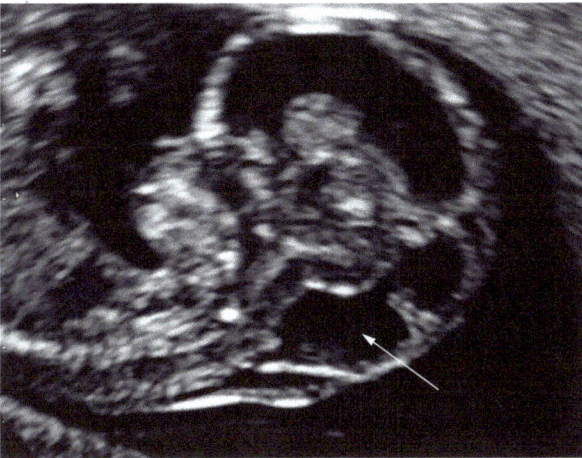

Abb. 3.30: 12 + 1 SSW, Kopf-Thorax-Diskrepanz, noch fehlende Ossifikation des Nasenbeins (cave:
kein exakt mittiger Sagittalschnitt!), komprimierter Plexus choroideus und deutlich erweiterte
Cisterna magna (Pfeil) bei normaler Nackentransparenz, in diesem Fall: Triploidie.

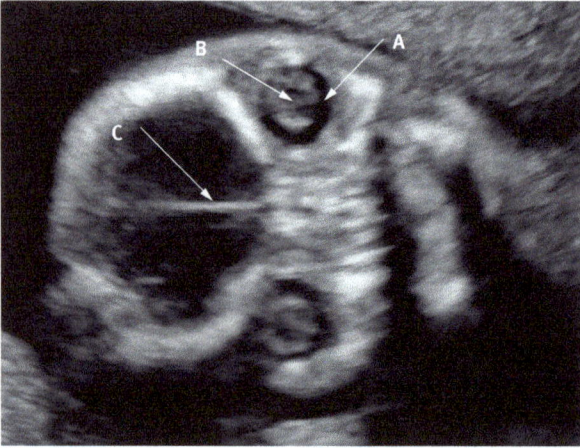

Abb. 3.31: 13 + 0 SSW, Aufsicht auf das fetale Gesicht (Frontalschnitt) mit Darstellung der Orbitae (Pfeil A) und der Augenlinsen (Pfeil B). Die „Trübung" der Linsen wird durch eine leichte Überstrahlung des B-Bildes hervorgerufen und ist keine Katarakt. Die Falx cerebri (Pfeil C) ist sichtbar.

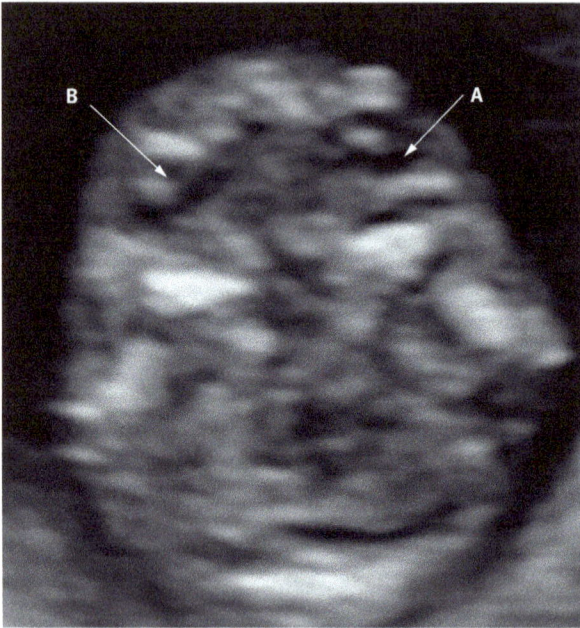

Abb. 3.32: 12 + 6 SSW, fetaler Kopf mit Darstellung der Orbitae (Pfeil A) und Augenlinsen (Pfeil B) als echoleere Ringstruktur. Normkurven über innere und äußere Augenabstände für die Zeit des Ersttrimesterscreenings existieren gegenwärtig (noch) nicht.

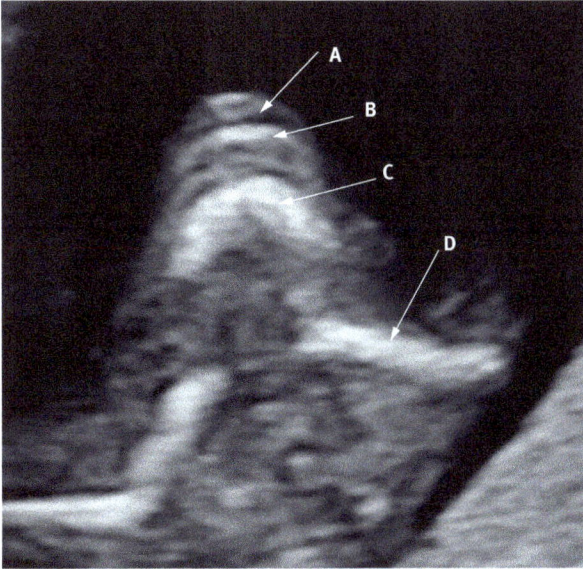

Abb. 3.33: 13 + 5 SSW, Aufsicht auf Oberlippe (Pfeil A), Oberkiefer (Pfeil B), Unterkiefer (Pfeil C) und Claviculae (Pfeil D) des Feten. Die Lippe ist als intakte Kontinuität darstellbar. Damit kann eine Lippen-Kiefer-Gaumenspalte weitestgehend ausgeschlossen werden. Die isolierte Gaumenspalte lässt sich anhand dieser Darstellung nicht erkennen. Die Darstellung der Claviculae kann zur Differenzierung von Skelettdysplasie-Syndromen relevant sein.

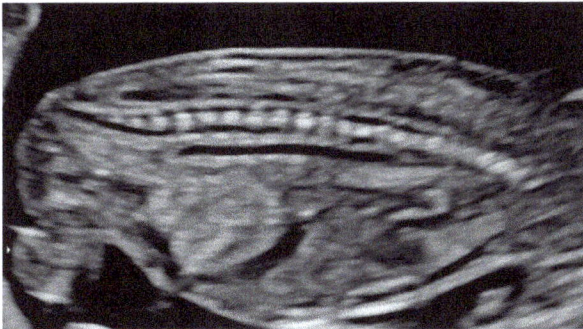

Abb. 3.34: 13 + 3 SSW, Längsschnitt des fetalen Rückens mit Wirbelsäule und intakter darüberliegender Hautkontur, wie er auch beim IIB-Screening im zweiten Trimenon dargestellt werden sollte. Harnblase und Magen sind auf diesem Schnitt nicht sichtbar.

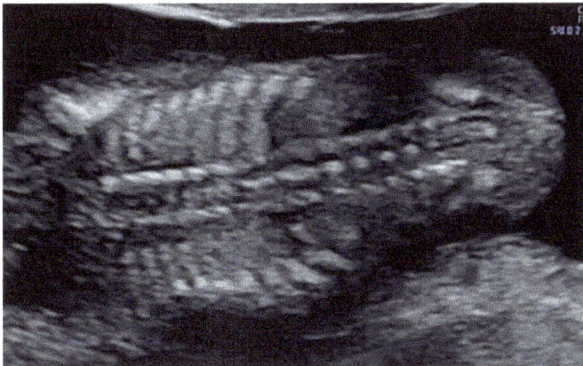

Abb. 3.35: 13 + 3 SSW, Frontalschnitt einer sonografisch unauffälligen Wirbelsäule über die gesamte Distanz vom Rumpf bis zu den Beckenkammknochen. Die unterschiedliche Echogenität von Lunge und Leber kommt ebenfalls gut zur Darstellung.

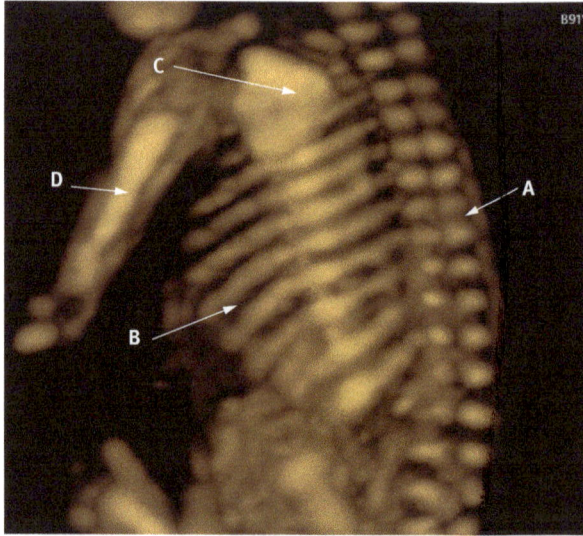

Abb. 3.36: 12 + 6 SSW, die 3D Darstellung insbesondere von vaginal erlaubt je nach verwendetem Darstellungs-Modus (Surface mode, Volume Contrast Imaging, Maximum mode) nicht nur eine genauere Beurteilung der Wirbelsäule (Pfeil A) sondern auch anderer knöcherner Strukturen. Hier zusätzlich zu erkennen Rippen (Pfeil B), Scapula (Pfeil C), Humerus (Pfeil D).

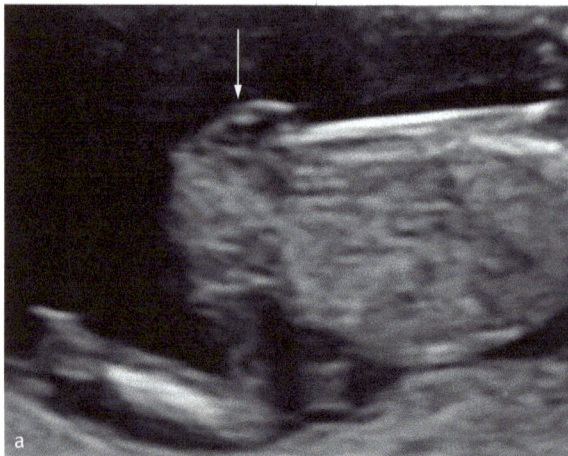

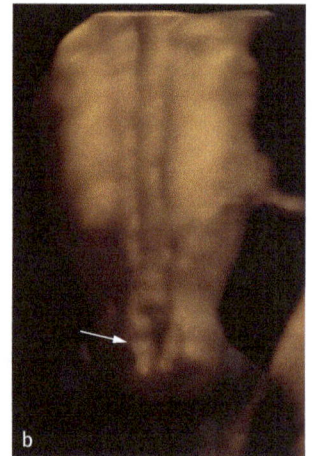

Abb. 3.37: (a) 13 + 1 SSW, Längsschnitt des fetalen Rückens und Steisses, hier mit Vorwölbung der Haut und Myelomeningozele (offener Neuralrohrdefekt) (Pfeil). Die typischen Kopfzeichen mit Veränderungen der hinteren Schädelgrube waren in diesem Fall ebenfalls nachweisbar. (siehe Abb. 3.26). (b) 13 + 1 SSW, Darstellung der offenen Spina bifida im 3D Surface mode (Pfeil). Diese Form der Darstellung hilft sehr, der Schwangeren den schwerwiegenden Befund in diesen frühen Wochen zu veranschaulichen.

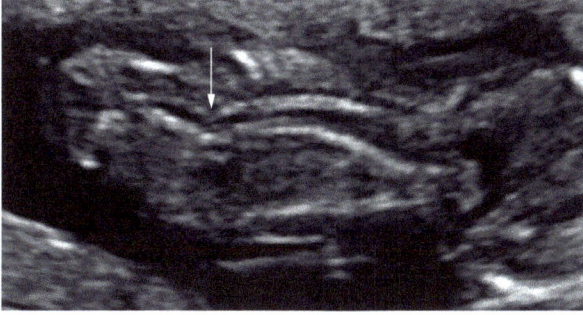

Abb. 3.38: 13 + 1 SSW, Wirbelsäulendeformierung mit deutlicher Abknickung der Wirbelsäule (Pfeil) bei Halbwirbel (Keilwirbel) und in diesem Fall weiteren Fehlbildungen.

3.1.3 Thorax, Herz

Die Beurteilung des fetalen Thorax beinhaltet die Betrachtung der fetalen Lunge, des Herzens, des Zwerchfells sowie des thorakalen Knochengerüstes. Im Mittelpunkt steht sicherlich die frühe fetale Echokardiographie. Die Kriterien zur anatomischen Beurteilung entsprechen dabei denen des 2. Trimenons. Bildqualität und damit die Aussagekraft der Untersuchung steigt zum Ende des 1. Trimenons, durch die Kombination von abdominaler und vaginaler Sonographie sowie sehr wesentlich durch den Einsatz der Farbdopplersonographie. Die wichtigsten Darstellungsebenen sind der Vierkammerblick im B-Bild und Farbe sowie der 3 Gefäß-Trachea-Blick.

Die im Aneuploidiescreening genutzten Parameter Nackendicke, Trikuspidalfluss, Herzfrequenz und Ductus venosus liefern indirekte Hinweiszeichen auf das Vorliegen eines Herzfehlers. Wichtig ist es darauf hinzuweisen, dass das Risiko für einen Herzfehler mit zunehmender Nackendicke, insbesondere bei NT Werten > 3,5 mm, deutlich steigt. Der alleinige Ausschluss einer Aneuploidie z. B. durch einen nicht-invasiven-Pränataltest ist in diesen Fällen unzureichend, da er der Schwangeren ein falsches Gefühl der Sicherheit gibt.

Tab. 3.3 Untersuchungsinhalte zur Beurteilung von Thorax und Herz nach DEGUM und ISUOG.

DEGUM II / III	ISUOG
– Standard:	– Standard:
– Herzlage,	– Thorax mit symmetrischen Lungenflächen, keine Ergüsse oder Raumforderungen
– Kontur,	
– 4KB,	– Herz mit normaler Lage und regelmäßiger Frequenz
– Lungen	
– Optional:	– Optional:
– Herz mit Ausflusstrakte in Farbe	– 4 symmetrische Herzkammern
– 3-Gefäß-Trachealblick	
– Trikuspidalklappenfluss	

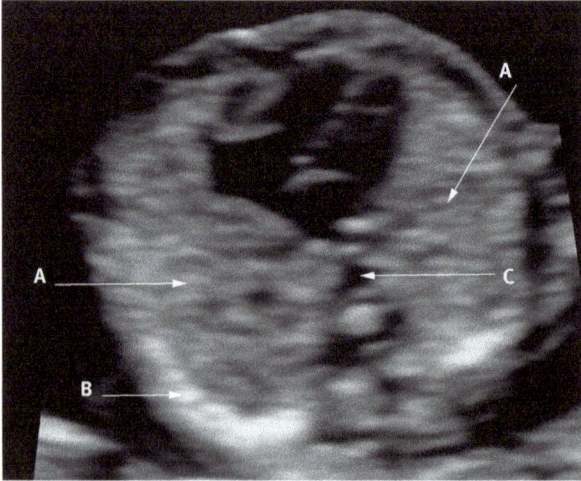

Abb. 3.39: 13 + 3 SSW, Querschnitt durch den fetalen Thorax. Es kommt der Vier-Kammerblick, mit dem Herzen zu zwei Drittel im linken Hemithorax, die rechte und linke Lunge (Pfeil A), die Rippen (Pfeil B) sowie die Aorta (Pfeil C) etwas links vor der Wirbelsäule zur Darstellung.

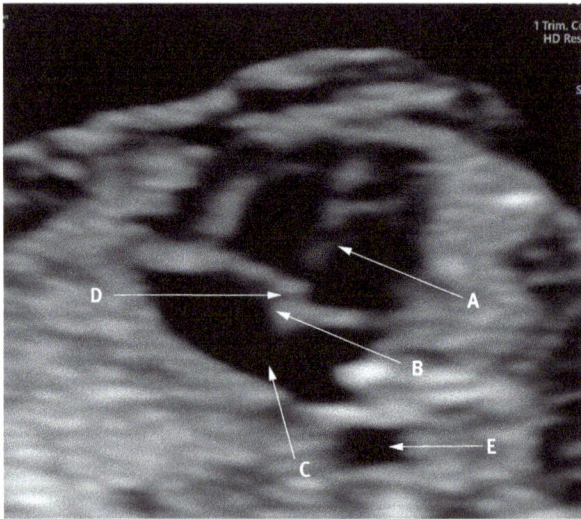

Abb. 3.40: 13 + 3 SSW, Querschnitt des Thorax mit Darstellung des normalen Vierkammerbli-ckes. Ventrikelseptum (Pfeil A), Septum primum (Pfeil B) zwischen den Vorhöfen und auch das Fo-ramen ovale (Pfeil C) kommen zur Darstellung. Außerdem ist das normale „Offsetting" (Pfeil D) der atrioventrikulären Klappen gut darstellbar (die Trikuspidalklappe ist gegenüber der Mitralklappe zur Herzspitze hin etwas versetzt). Bei korrekter Einstellung kann eine lineare Insertion der atrioven-trikulären Klappen insbesondere im 2. Trimenon ein diskreter Hinweis auf Chromomenanomalien und Anomalien der Herzanatomie sein. Die Aorta (Pfeil E) kommt zwischen Wirbelsäule und linkem Vorhof zur Darstellung.

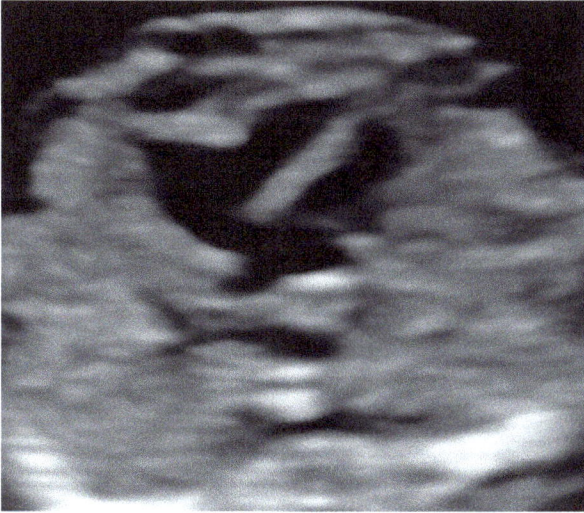

Abb. 3.41: 13 + 4 SSW, Querschnitt durch den fetalen Thorax mit normaler Herz-Thorax-Relation (ca. ⅓ der Thoraxfläche macht das Herz aus), normaler Herzachse und normalem Vierkammerblick mit Darstellung des Ventrikel- und Vorhofseptums (Septum primum) im B-Bild. Die atrio-ventrikulären Klappen sind geöffnet.

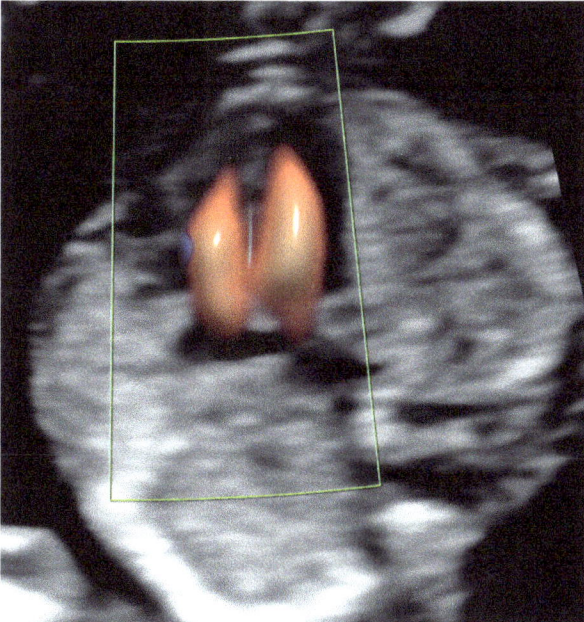

Abb. 3.42: 13 + 3 SSW, Querschnitt durch den fetalen Thorax mit farbkodierter Darstellung des getrennten und parallelen Einstroms des Blutes in die Ventrikel über die atrio-ventrikulären Klappen. Schwerwiegende Herzfehler, die sich im Vier-Kammer Blick darstellen lassen, wie z. B. ein atrioventrikulärer Septumdefekt (AVSD oder AV-Kanal) können so weitestgehend sicher ausgeschlossen werden.

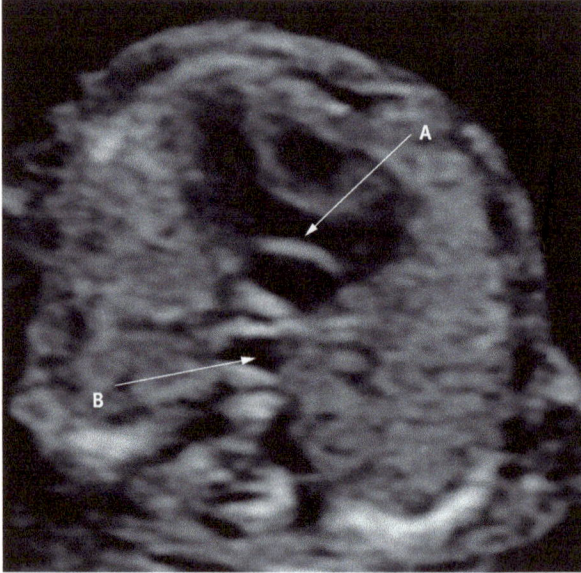

Abb. 3.43: 13 + 1 SSW, Querschnitt durch den fetalen Thorax mit normaler Herz-/Thoraxrelation und Darstellung des linksventrikulären Herzausflusstraktes mit Aorta ascendens (Pfeil A) im B-Bild. Aorta descendens (Pfeil B) zwischen linkem Vorhof und Wirbelsäule in normaler Position darstellbar.

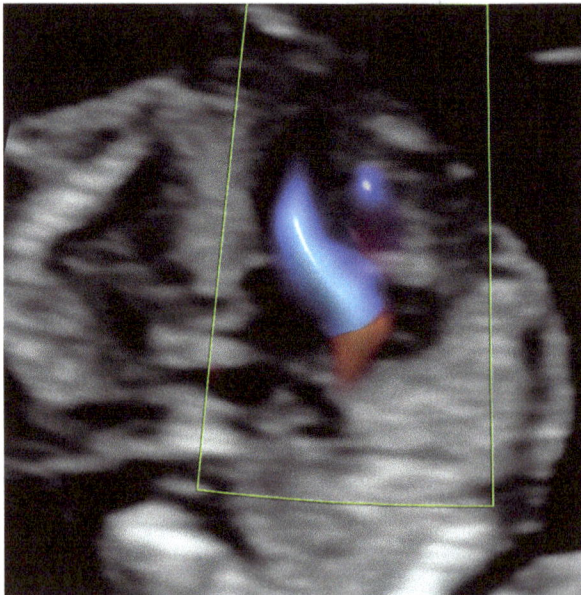

Abb. 3.44: 13 + 3 SSW, Darstellung des linksventrikulären Ausflusstraktes über die Aorta ascendens mittels Farbdoppler.

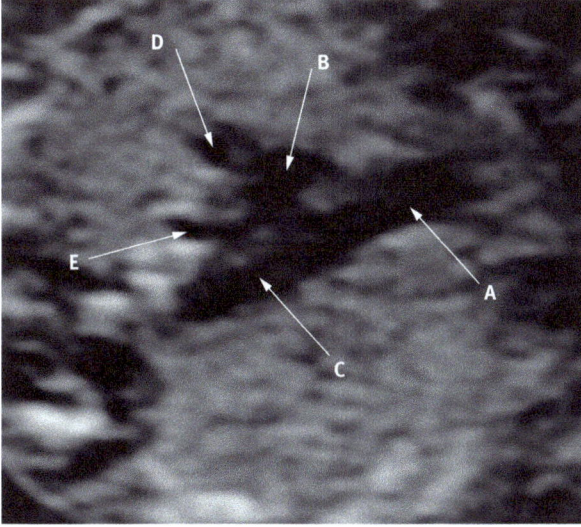

Abb. 3.45: 13 + 1 SSW, Dreigefäß-Trachea Blick im B-Bild: Truncus pulmonalis (Pfeil A), Aorta ascendens (Pfeil B), Ductus Botalli (Pfeil C), Vena cava superior (Pfeil D) und Trachea (Pfeil E) kommen zur Darstellung. Wichtigste Darstellungsebene zur Erkennung von Anomalien des kardialen Ausflusstraktes bei der Screeninguntersuchung.

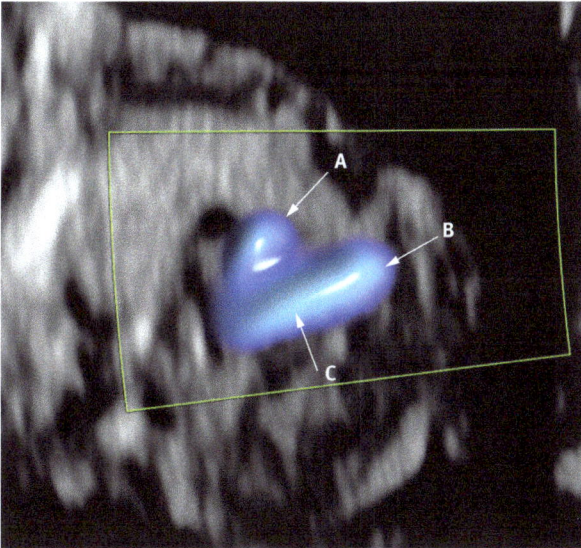

Abb. 3.46: 13 + 3 SSW, Querschnitt durch den fetalen Thorax mit Farbdopplerdarstellung des kardialen Ausflusstraktes mit typischem „V"-Zeichen, wie es bei normaler Aorta ascendens (Pfeil A), Truncus pulmonalis (Pfeil B) und Ductus Botalli (Pfeil C) darstellbar ist. Rechts neben der Aorta sind wieder V. cava superior und Trachea erkennbar. Nach Bestimmung der Lage des Herzens im linken Hemithorax ist der Ausflusstrakt und die Abbildung des Herzeinstroms (Abb. 3.42) die wichtigsten Ebenen in der frühen fetalen Echokardiographie.

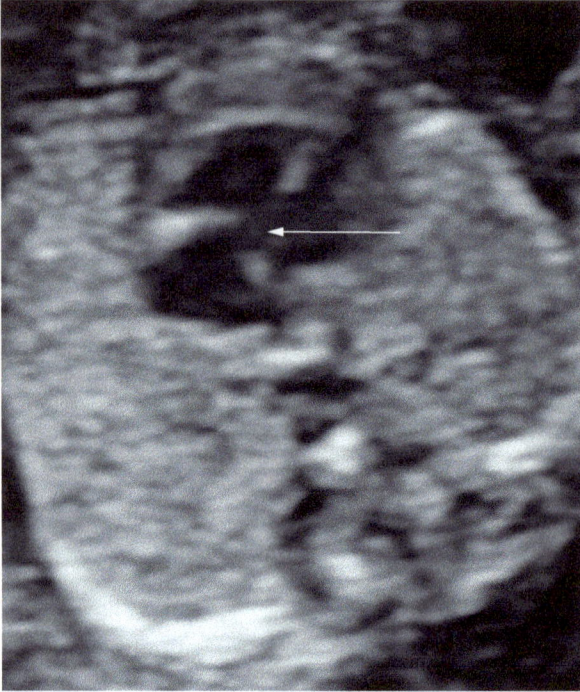

Abb. 3.47: 13 + 2 SSW, Querschnitt durch den fetalen Thorax mit B-Bild Darstellung eines atrio-ventrikulären-Kanals (AV-Kanal oder AVSD), der in Abb. 3.48 mittels Farbdoppler dargestellt ist. Typisch ist das fehlende „Herzkreuz". Die Mitte des Herzens erscheint wie ausgestanzt (Pfeil). Der membranöse Ventrikelseptumdefekt (VSD) kommt hier deutlich zur Darstellung. Er kann aber auch, insbesondere bei ungünstigeren Sichtverhältnissen als Artefakt (Drop-out) bei apikalem Vierkammerblick im B-Bild vorgetäuscht werden. Darum Überprüfung im Querschnitt des Herzens von lateral möglichst mit Darstellung des VSD von der Seite und des Shunts in Farbe zu empfehlen.

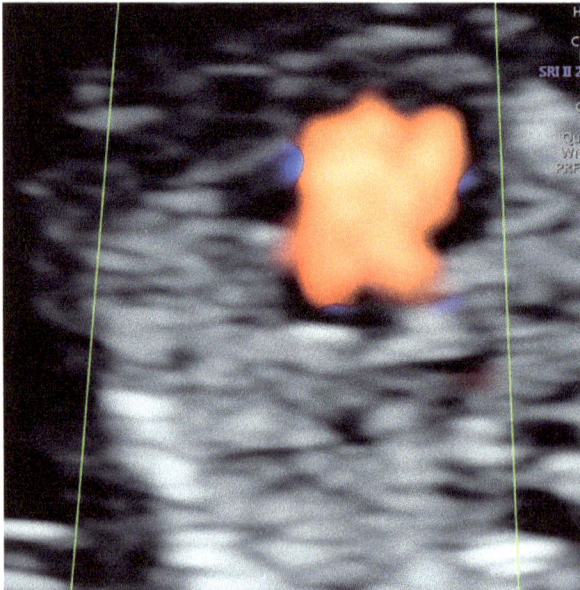

Abb. 3.48: 13 + 2 SSW, Querschnitt durch den fetalen Thorax mit farbkodierter Darstellung des Einstroms des Blutes in die Herzventrikel bei atrioventrikulärem Septumdefekt (AV-Kanal oder AVSD). Durch das Vorliegen einer einzelnen, dysplastischen AV-Klappe fließt das Blut nicht getrennt (siehe Abb. 3.45), sondern in einer Art gemeinsamen Kanal in die Ventrikel. Durch Überstrahlung der Farbe kann ein AV-Kanal auch bei normalem Herzen vorgetäuscht werden (Artefakt!). Darum immer Überprüfung im B-Bild! (s. Abb. 3.50). In bis zu 50 % mit Trisomie 21 vergesellschaftet, wie auch in diesem Fall.

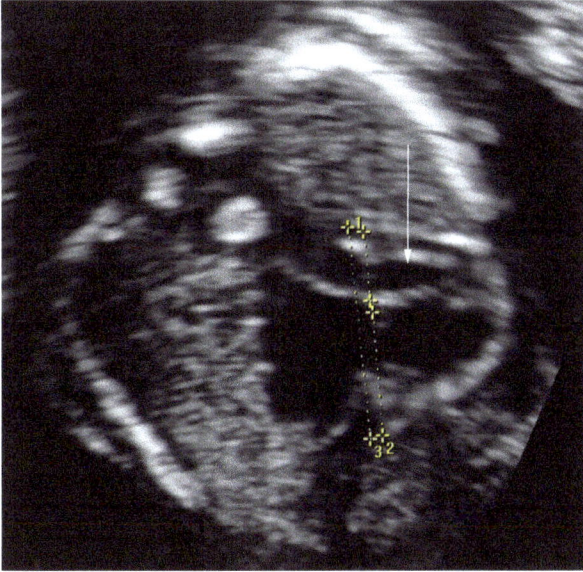

Abb. 3.49: 13 + 3 SSW, Querschnitt durch den fetalen Thorax. Im B-Bild zeigt sich deutlich der hypoplastische linke Herzventrikel (Pfeil) bei einem hypoplastischen Linksherz Syndrom (HLHS).

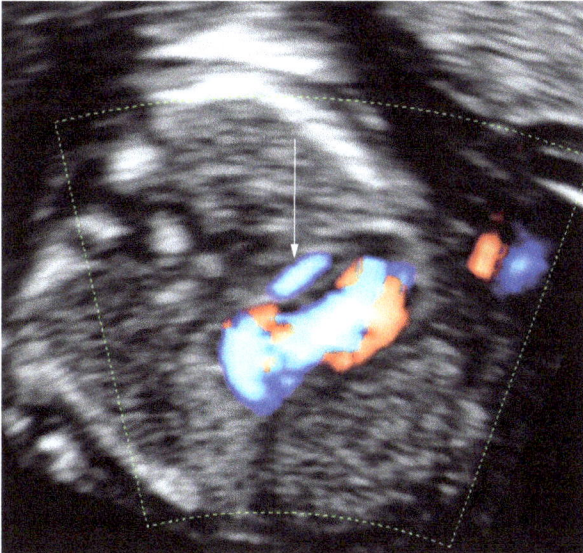

Abb. 3.50: 13 + 3 SSW, Schrägschnitt durch den fetalen Thorax und das obere Abdomen mit farbkodierter Darstellung des Bluteinstromes in die Herzventrikel bei hypoplastischem linkem Ventrikel (Pfeil) passend zu dem im weiteren diagnostizierten Linksherzsyndrom mit Aortenatresie (Abb. 3.51).

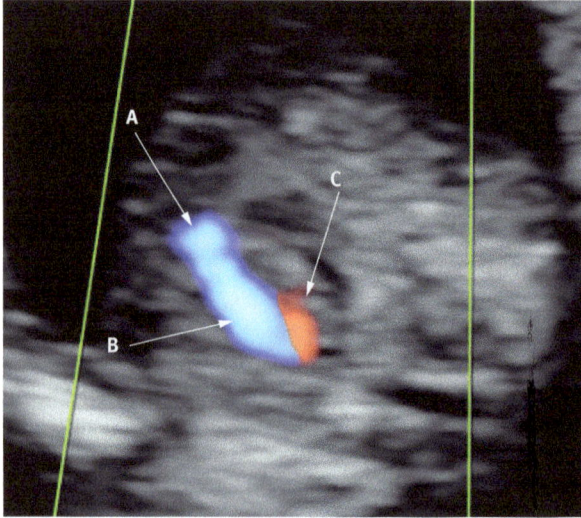

Abb. 3.51: 13 + 5 SSW, Querschnitt durch den fetalen Thorax mit farbkodierter Darstellung der großen Gefäße: während der Truncus pulmonalis (Pfeil A) und der Ductus Botalli (Pfeil B) normal antegrad durchströmt werden (blau), stellt sich die Aorta ascendens (Pfeil C) mit retrogradem Blutfluss (rot) dar. Hier: hypoplastisches Linksherzsyndrom bei Aortenatresie, ohne den retrograden Blutfluss in der Aorta wäre der Fet abortiert, weil die koronare Durchblutung bei Aortenatresie nur durch den retrograden Aortenblutfluss über den Ductus Botalli gewährleistet ist.

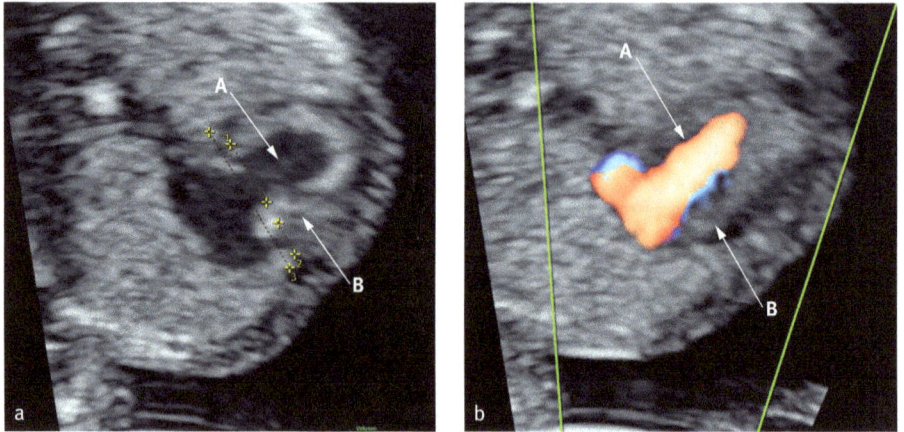

Abb. 3.52: (a) 13 + 4 SSW, Querschnitt durch den fetalen Thorax. Nur der linke Herzventrikel (Pfeil A) lässt sich gut darstellen, hier: hypoplastisches Rechtsherz (Pfeil B). Wie auch beim hypoplastischen Linksherz kann der betroffene Ventrikel so klein sein, dass man ihn nur schwer darstellen kann. Der gut darstellbare und mitunter etwas vergrößerte Ventrikel kann dann leicht mit einem großen AV-Kanal fehlinterpretiert werden. (b) 13 + 4 SSW, derselbe Querschnitt im Farbdoppler. Es lässt sich die Füllung des linken Ventrikels (Pfeil A) darstellen, ein Blutfluss in den rechten Ventrikel (Pfeil B) kommt nicht zur Darstellung. Bei einem so ausgeprägten Befund bereits im Ersttrimesterscreening muss die Prognose als sehr ungünstig eingeschätzt werden.

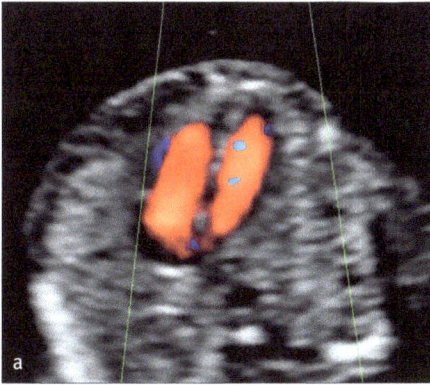

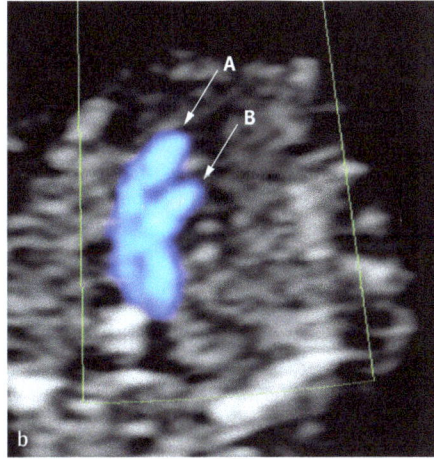

Abb. 3.53: (a) 12 + 4 SSW, Querschnitt durch den fetalen Thorax mit farbkodierter Darstellung des Einstroms des Blutes in die Herzventrikel, unauffälliger Befund. Aber hier: Transposition der großen Gefäße (d-TGA), die typischerweise im Vierkammerblick nicht darstellbar ist. (b) Schrägschnitt durch den fetalen Thorax mit farbkodierter Darstellung des Ausflusstraktes. Die großen Gefäße überkreuzen sich nicht sondern verlaufen parallel. Insgesamt passend zu einer Transposition der großen Gefäße (d-TGA). Die Aorta (Pfeil A) entspringt aus dem rechten Ventrikel, die Pulmonalarterie (Pfeil B) geht aus dem linken Ventrikel hervor. Der Vier-Kammerblick (Abb. 3.53a) ist typischerweise unauffällig.

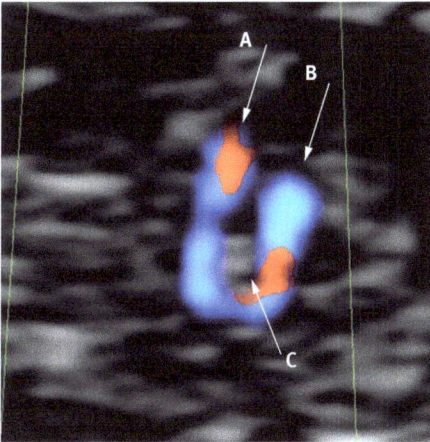

Abb. 3.54: 13 + 1 SSW, farbkodierte Darstellung des Ausflusstraktes der großen Gefäße. Es lässt sich nicht das typische „V" aus Truncus pulmonalis (Pfeil A), Ductus Botalli und Aorta ascendens (Pfeil B) darstellen, sondern ein „U". Hier: rechtsläufiger Aortenbogen. „Rechtsläufig" bezieht sich dabei auf die Beziehung der Aorta zur Trachea (Pfeil C). Die Aorta verläuft hier rechts von der Trachea, die als kleiner echoleerer Punkt zwischen beiden Gefäßen zur Darstellung kommt. Erhöhtes Risiko für Trisomie 21 und del22q11.

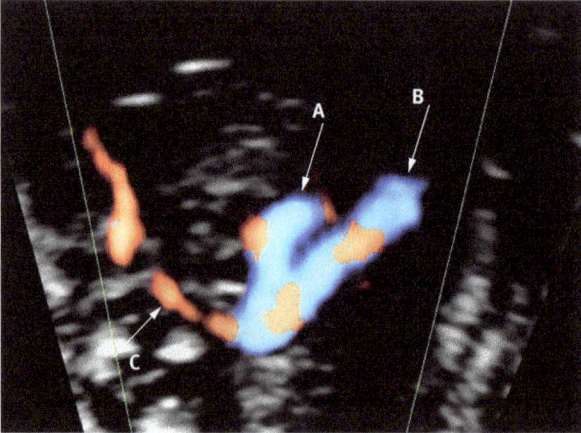

Abb. 3.55: 12 + 6 SSW, farbkodierte Darstellung des Ausflusstraktes mit normalem V-förmigen Zusammenfluss von Aorta ascendens (Pfeil A) und Truncus pulmonalis (Pfeil B) über den Ductus Botalli. Hier aber: Verlauf der Arteria subclavia dextra (Pfeil C) rechts hinter der Trachea als aberrante rechte Arteria subclavia (ARSA bzw. Arteria lusoria). Erhöhtes Risiko für Trisomie 21 und möglicherweise auch für del22q11.

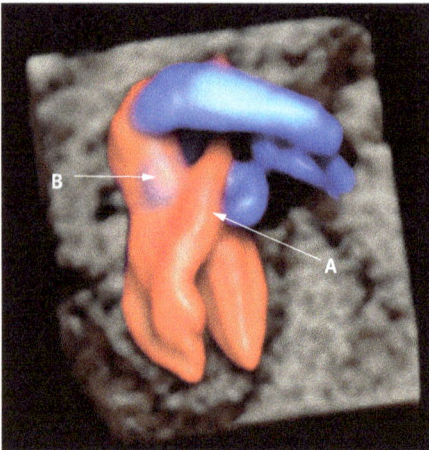

Abb. 3.56: 13 + 2 SSW, 3-D-STIC-Darstellung im Glass Body Mode: hier Fallotsche Tetralogie mit relativ schmaler Arteria pulmonalis (Pfeil A) im Vergleich zur eher weiten Aorta ascendens (Pfeil B). Der begleitende membranöse Ventrikelseptumdefekt mit reitender Aorta ist auf diesem Bild nicht sichtbar.

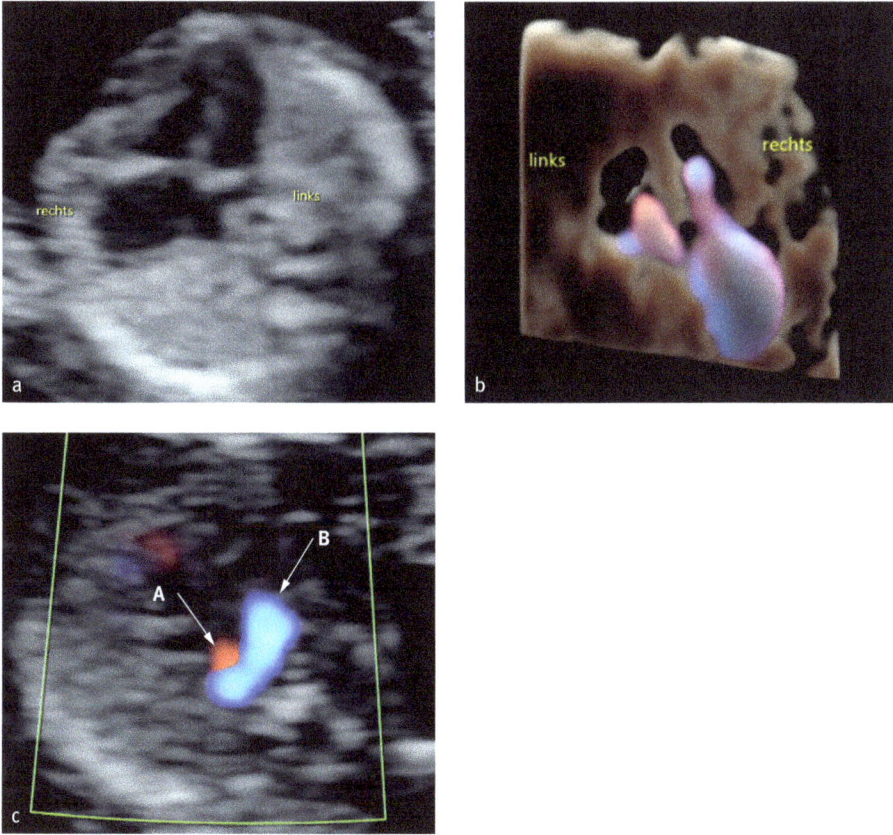

Abb. 3.57: (a) 13 + 0 SSW, auffälliger Vier-Kammerblick bei Pulmonalatresie und soweit beurteilbar intaktem interventrikulärem Septum. Es imponiert ein deutlich erweiterter rechter Vorhof bei sonst unauffälligen Herzkammern. (b) 3D-STIC-Darstellung des gleichen Feten im Glas Body Mode. Gut zu erkennen ist der dilatierte rechte Vorhof mit deutlicher Trikuspidalregurgitation bei Pulmonalatresie. (c) Gleicher Fet im Thorax-Querschnitt in Höhe des Ausflusstraktes. Im Drei-Gefäßblick zu erkennen der retrograde Blutfluss in der A. pulmonalis (Pfeil A) und antegrader Perfusion in der Aorta (Pfeil B).

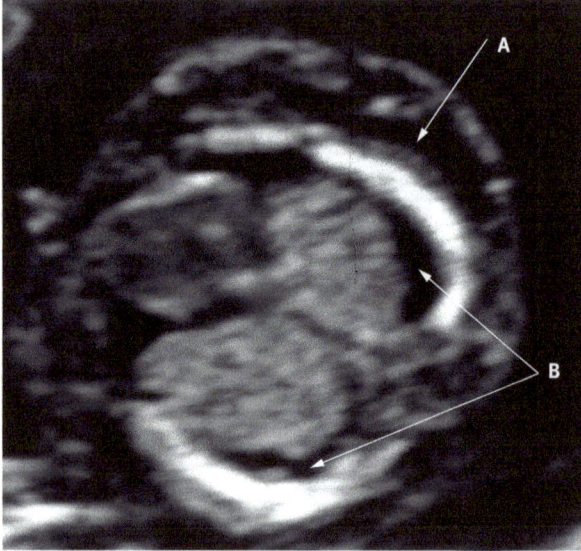

Abb. 3.58: 12 + 5 SSW, Querschnitt durch den fetalen Thorax, neben dem Hautödem (Pfeil A) fallen Pleuraergüsse (Pfeil B) beidseits auf, hier Turner-Syndrom (45X0). Die NIPD ist zur Diagnose des Turner Syndroms aufgrund von hohen Falsch-positiven und Falsch-negativen Raten schlecht geeignet. Besser und schneller ist die Chorionzottenbiopsie oder falls nicht möglich die frühe Amniozentese.

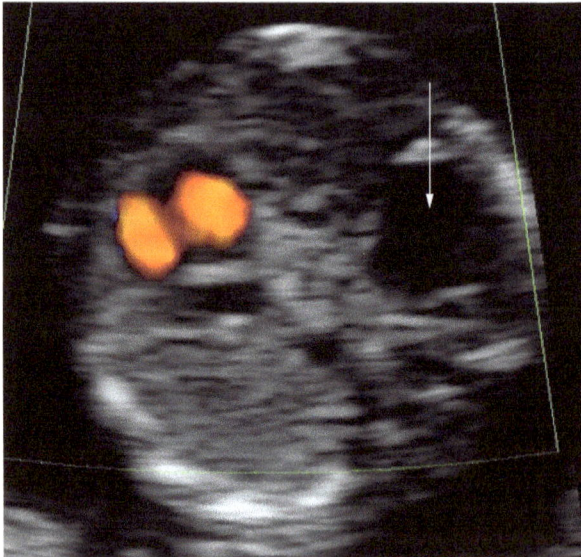

Abb. 3.59: 13 + 1 SSW, Querschnitt durch den fetalen Thorax mit Darstellung des normalen Bluteinstromes in die Herzventrikel im Farbdoppler. Aber: Verschiebung des Herzens nach rechts und intrathorakale Lage des gut gefüllten fetalen Magens (Pfeil): fetale Zwerchfellhernie links mit Enterothorax! Ein solcher Befund lässt sich allerdings manchmal auch durch einen Schrägschnitt durch Thorax und Abdomen als Artefakt produzieren. Darum Kontrolle im Längsschnitt!

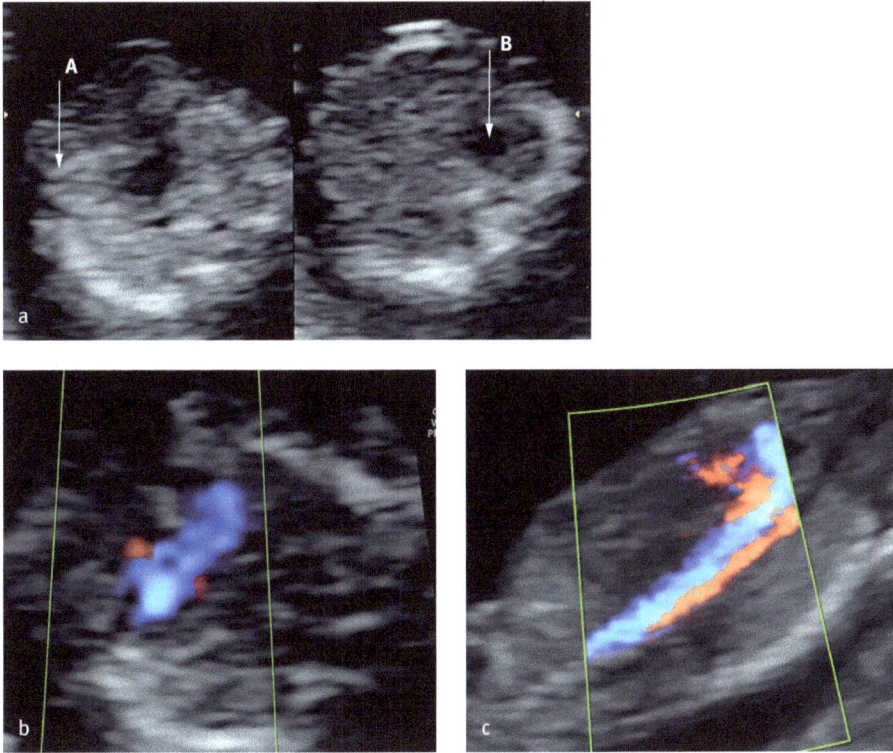

Abb. 3.60: (a) 12 + 3 SSW, Querschnitt durch Thorax (links) und Oberbauch (rechts) bei links-atrialer Isomerie. Herz mit Herzspitze (Pfeil A) und Magen (Pfeil B) befinden sich nicht auf der gleichen Seite (Herz links, Magen rechts). (b) Gleicher Fet mit Darstellung des AV-Kanals (AVSD) als ein typischer Herzfehler bei der Isomerie. Im Farbdoppler lässt sich auf der Ebene des Vier-Kammer-Blicks nur ein einziger gemeinsamer Einstrom erkennen. (c) Gleicher Fet mit farbkodierter Darstellung der Aorta descendens (blau) und der Vena azygos (rot), die bei unterbrochener Vena cava inferior zur Ableitung des Blutes der unteren Körperhälfte in die Vena cava superior führt und als zweites großes Gefäß hinter dem Herzen zur Darstellung kommt. Alle Abbildungen (a, b, c) typisch für eine Links-isomerie (Heterotaxie Syndrom).

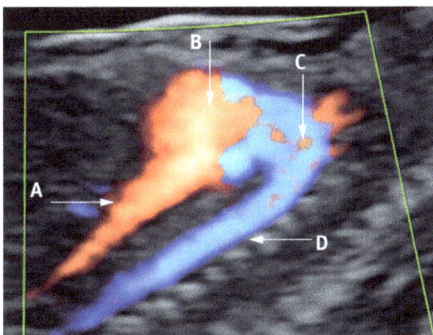

Abb. 3.61: 13 + 1 SSW, Längsschnitt durch den fetalen Thorax mit farbkodierter Darstellung der Vena cava inferior (Pfeil A), des Herzens (Pfeil B), des Aortenbogens mit dem Abgang der Kopfgefäße (Pfeil C) und der Aorta descendens (Pfeil D).

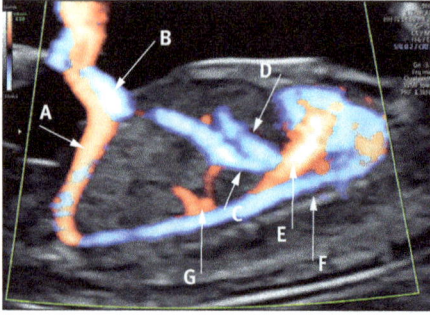

Abb. 3.62: 12 + 5 SSW, Sagittalschnitt mit farbkodierter fetaler Zirkulation und Darstellung von einer Nabelarterie (Pfeil A), der Nabelvene (Pfeil B), der intrahepatischen Umbilikalvene mit Ductus venosus (Pfeil C), einer Lebervene (Pfeil D), der Vena cava inferior (Pfeil E), dem Herzen, dem Aortenbogen und der Aorta descendens (Pfeil F) und dem Truncus coeliacus (Pfeil G).

3.1.4 Abdomen mit Urogenitalsystem

Die Darstellung des Oberbauchs mit Magen und Leber im Axialschnitt ist neben dem Kopfumfang die zweite zentrale Bildebene im ETS. Bei einer Bewegung des Schallkopfes von cranial nach caudal kommen das Zwerchfell, der Magen im linken Oberbauch, die Leber mit V. umbilicalis, die Nieren, der Nabelschnuransatz und die Harnblase zur Darstellung. Unter Verwendung des Farbdopplers kann man in Höhe der Harnblase auch die zu beiden Seiten verlaufenden Nabelschnurarterien darstellen.

Auch im Sagittalschnitt kann man den Nabelschnuransatz gut darstellen und dokumentieren. Bis zu einer einer SSL von ca. 56 mm entsprechend 11 abgeschlossenen SSW kann ein physiologischer Nabelbruch vorliegen, der aber immer nur Darm enthalten darf. Auch das Zwerchfell lässt sich in dieser Ebene als dünne Linie besser abbilden. Gleichfalls ist diese Schnittebene die Referenz bei der Beurteilung der Harnblasengröße, die im longitudinalen Maß 7 mm nicht überschreiten sollte.

Man sollte immer bedenken, dass im 1. Trimenon die Fruchtwassermenge keinen Rückschluss auf die fetale Nierenfunktion zulässt, so dass allein darüber eine bilaterale Nierenagenesie nicht ausgeschlossen werden kann. Das dafür typische Oligo-Anhydramnion stellt sich oft erst später ein (ca 16.–18. SSW). Die Einschätzung einer Nierenbeckenerweiterung erfolgt wie auch im 2. Trimenon durch die Messung des anterior-posterior Durchmessers im Axialschnitt. Von einer Pyelektasie spricht man bei Werten > 1,5 mm.

Die Bestimmung des fetalen Geschlechts über die Darstellung des Genitaltuberkels ist durch erfahrene Untersucher insbesondere zum Ende des 1. Trimenons gleichfalls mit hoher Sicherheit möglich. Die Mitteilung an die Eltern ist nach Gendiagnostikgesetz zu diesem Zeitpunkt aber noch nicht zulässig. Wichtig ist darauf hinzuweisen, dass sich Entwicklungsstörungen im Urogenitalsystem häufig erst im 2. und 3. Trimenon darstellen lassen, so dass die Detektionsrate von Fehlbildungen in diesem Organsystem eher gering ist.

Tab. 3.4 Untersuchunghsinhalte zur Beurteilung von Abdomen und Urogenitalsystem nach DEGUM und ISUOG.

DEGUM II / III	ISUOG
– Standard:	– Standard:
– Magen Bauchwand	– Magen im linken Oberbauch
– Harnblase	– unauffälliger NS-Ansatz,
– Optional:	– keine Omphalocele
– Zwerchfell	– Optional:
– D. venosus	– Harnblase
– NS-Arterien bds. der Harnblase	– Nieren
– Nieren	
– NS-Ansatz	

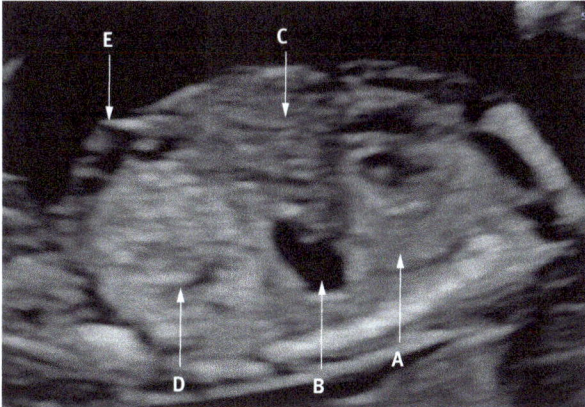

Abb. 3.63: 13 + 2 SSW, Parasagittalschnitt durch Abdomen und Thorax mit Lunge (Pfeil A), Herz, Zwerchfell, Magen (Pfeil B), Leber (Pfeil C), Darm (Pfeil D) und unauffälligem Nabelschnuransatz (Pfeil E). Typisch ist die Dreiteilung mit echoreicher Lunge, echoarmer Leber und echoreichem Darm.

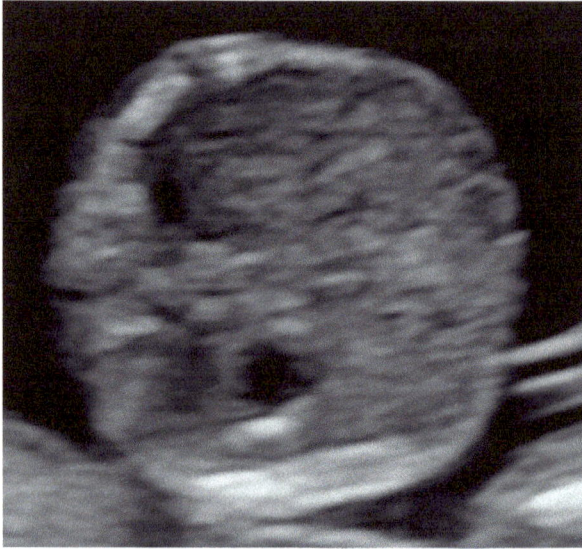

Abb. 3.64: 13 + 3 SSW, Querschnitt durch das obere Abdomen, der Magen im linken Oberbauch ist normal gefüllt sichtbar.

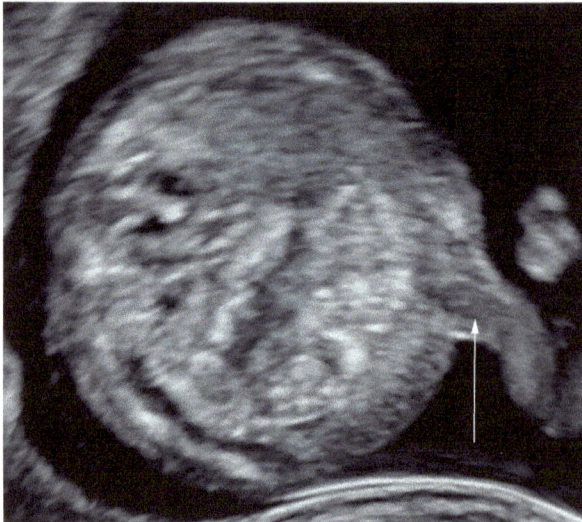

Abb. 3.65: 13 + 0 SSW, Querschnitt durch das Abdomen, normaler Nabel im B-Bild (Pfeil), keine Omphalozele. Der Darm ist nicht hyperechogen, die modernen Bildoptimierungsprogramme täuschen dies gelegentlich vor.

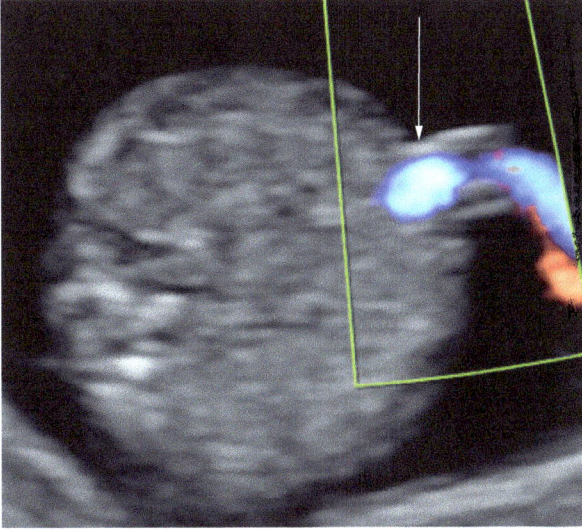

Abb. 3.66: 13 + 3 SSW, Querschnitt durch das Abdomen wie Abb. 3.65: farbdopplersonographischer Darstellung des Nabels (Pfeil), hier Normalbefund, keine Omphalozele.

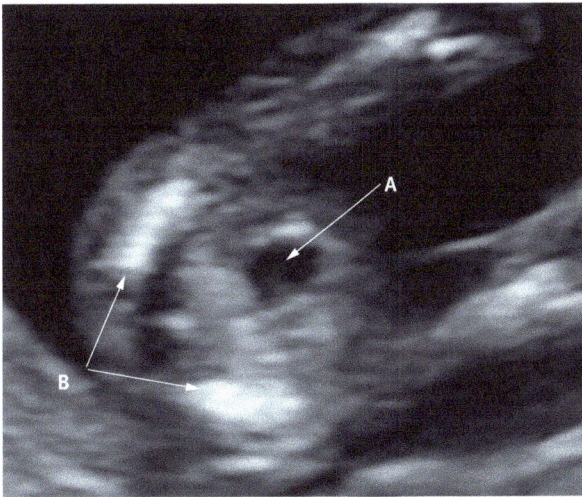

Abb. 3.67: 13 + 3 SSW, unteres Abdomen im Querschnitt mit normal gefüllter Harnblase (Pfeil A) und den Beckenkammknochen (Pfeil B).

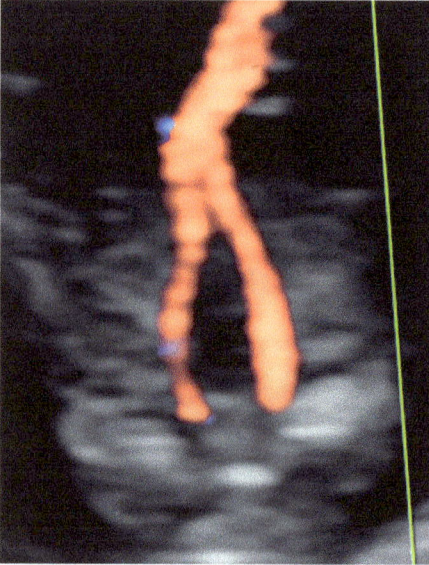

Abb. 3.68: 12 + 6 SSW, farbdopplersonographische Darstellung der beiden Nabelarterien paravesikal.

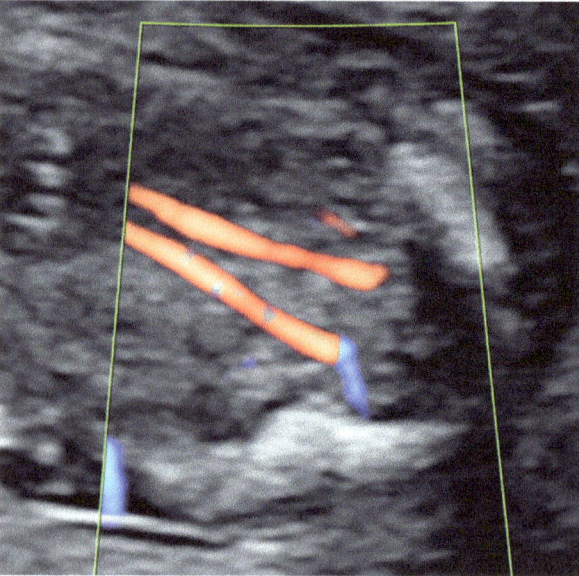

Abb. 3.69: 13 + 4 SSW, unteres Abdomen, farbdopplersonographische Darstellung der Nabelarterien, die Harnblase lässt sich dazwischen nicht nachweisen. Hier: Nierenagenesie beidseits. Die begleitende Anhydramnie ist meist erst ab ca. 16 SSW zu erwarten.

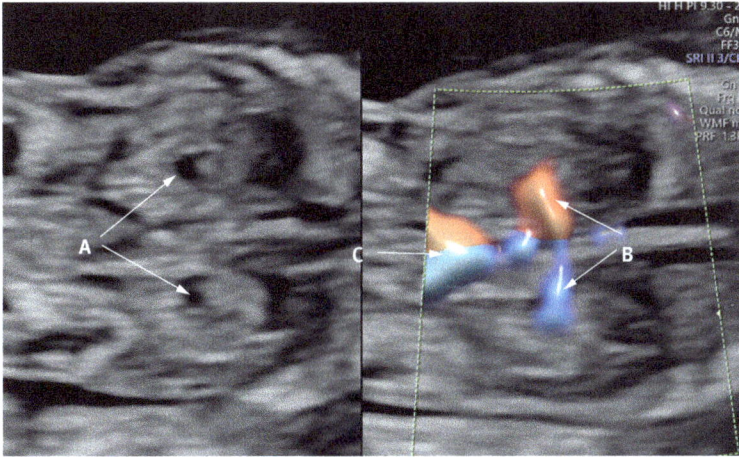

Abb. 3.70: 13 + 3 SSW, Frontalschnitt durch das Retroperitoneum mit Darstellung der Nieren im B-Bild (links). Insbesondere die beiden Nierenbecken (Pfeil A) als echoleere Punkte sind gut zu erkennen. Mit Hilfe des Farbdopplers (rechts) lassen sich die Nierenarterien (Pfeil B) abbilden. Nur angedeutet erscheint die Iliacalgabel (Pfeil C). Da sich die Nieren im B-Bild oft nicht sicher darstellen lassen, erscheint die Einstellung der Nierenarterien als ausreichend.

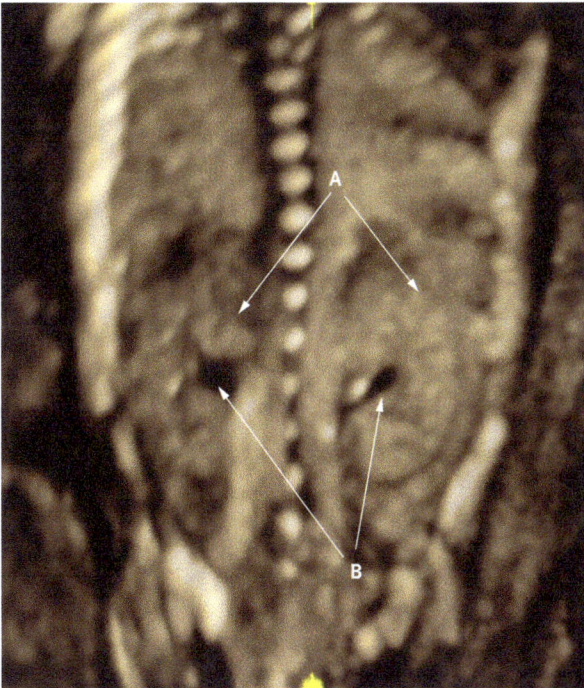

Abb. 3.71: 13 + 3 SSW, 3D VCI (Volume Contrast Imaging) Darstellung der Nieren (Pfeil A) und Nierenbecken (Pfeil B) im Frontalschnitt. Mit Hilfe des VCI können verschiedene Schichtdicken (hier 2 mm) gewählt werden, die eine plastischere Darstellung möglich machen.

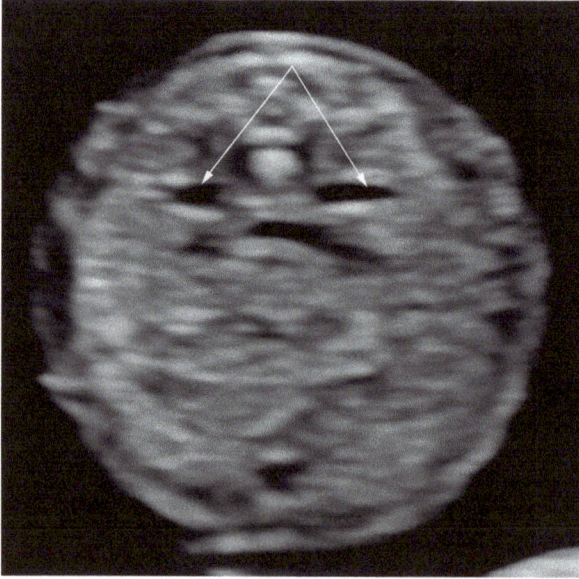

Abb. 3.72: 13 + 3 SSW, Abdomen-Querschnitt mit Darstellung beider Nieren mit normalen Nierenbecken (Pfeil). Die Weite der Nierenbecken wird wie im 2. Trimenon auch bei optimaler Querschnitt-Einstellung im anterior-posterior Durchmesser bestimmt und sollte weniger als 1,5 mm betragen.

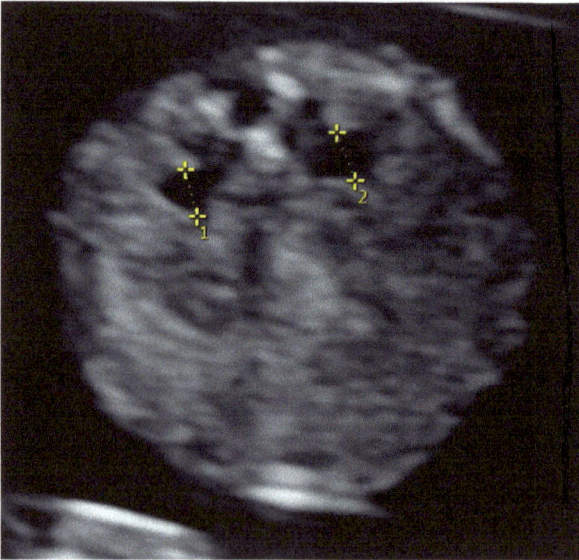

Abb. 3.73: 13 + 1 SSW, Querschnitt durch das obere Abdomen, Nieren mit beidseits diskret erweiterten Nierenbecken von 2,6 mm. Meist sehr gute Prognose. Geringe Relevanz als Hinweis auf chromosomale Anomalien, wenn es sich um einen isolierten Befund handelt.

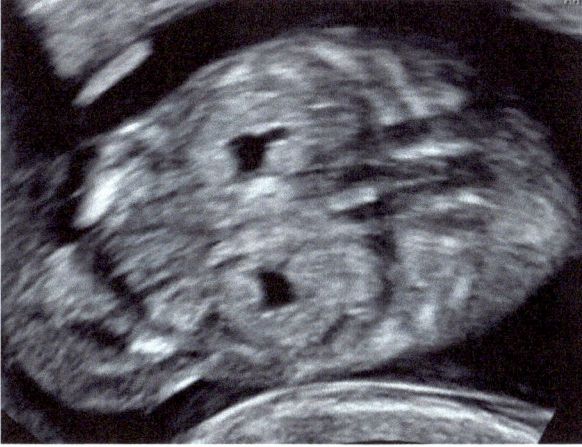

Abb. 3.74: 13 + 3 SSW, Nieren im Frontalschnitt, in dieser Ebene lässt sich das Vorliegen einer diskreten Pyelektasie nicht diagnostizieren, es muss ein Querschnitt der Nieren dargestellt und die Nierenbecken streng anterior-posterior gemessen werden (Abb. 3.72 und Abb. 3.73).

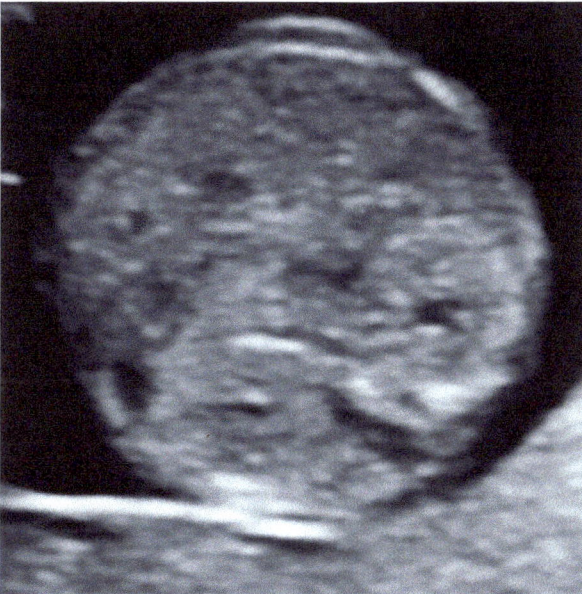

Abb. 3.75: 12 + 1 SSW, Abdomen-Querschnitt, hier relativ große echogene Nieren mit normaler Weite der Nierenbecken. Die normale Fruchtwassermenge lässt in dieser SSW keine Rückschlüsse auf die Nierenfunktion zu. Hier späterer Nachweis eines pathologischen Befundes mit infantiler polyzystischer Nierenerkrankung (Potter I).

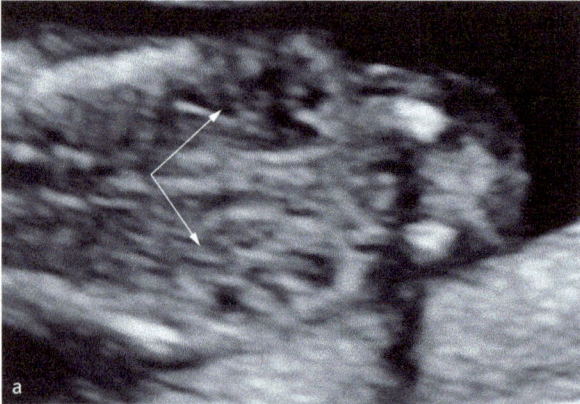

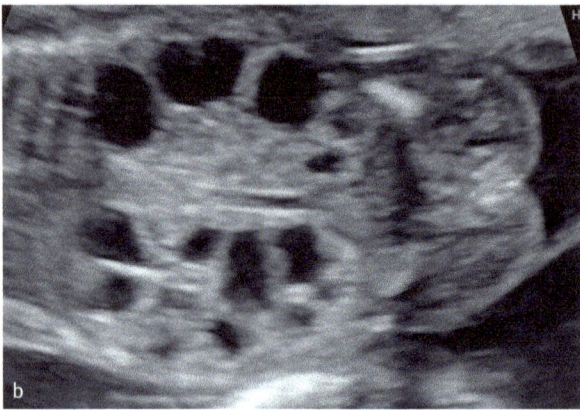

Abb. 3.76: (a) 13 + 4 SSW, Frontalschnitt von Thorax und Abdomen mit Darstellung vergrößerter, multizystischer Nieren (Pfeile), in diesem Fall bei belasteter Anamnese und genetisch nachgewiesenem Joubert-Syndrom. (b) 16 + 5 SSW, derselbe Fet mit jetzt deutlich sichtbaren, stark vergrößerten multizystischen Nieren beidseits bei einem Joubert-Syndrom.

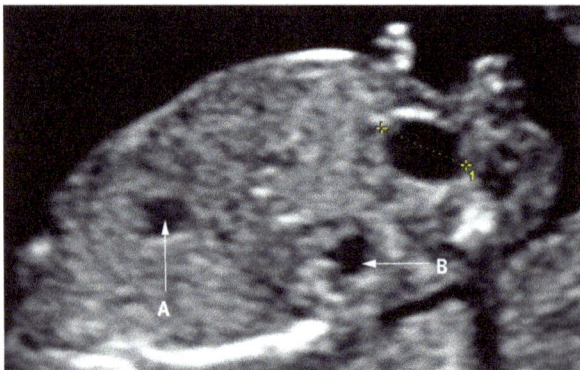

Abb. 3.77: 13 + 1 SSW, fetales Abdomen im Längsschnitt, Magen (Pfeil A) sichtbar, eine Niere ebenfalls darstellbar, erscheint gestaut (Pfeil B), Harnblase mit 8 mm Durchmesser diskret vergrößert. Die Beurteilung der Harnblasengröße erfolgt immer im Längsschnitt. Bei einem Durchmesser von 7–15 mm gibt es eine hohe Assoziation zu Aneuploidien. Bei einem Durchmesser von mehr als 15 mm muss man häufig von einer meist progredient verlaufenden obstruktiven Uropathie ausgehen. Hier gesunder Fet.

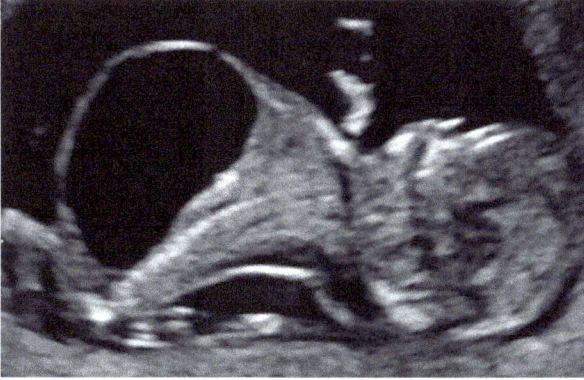

Abb. 3.78: 13 + 1 SSW, Längsschnitt des Feten, erhebliche Megazytis mit Zwerchfellhochstand. Auch bei erfolgreicher Behandlung der Megazystis (meist Shunteinlage intrauterin, experimentell fetaler Laser der Urethralklappen) besteht ein mindestens 50 % Risiko für eine spätere Niereninsuffizienz. Chromosomaler Hintergrund häufig Trisomie 18. Strukturell bei männlichen Feten ursächlich meist Urethralklappen, bei weiblichen Feten Urethralatresie, ggfs. mit Mikrocolon-Syndrom.

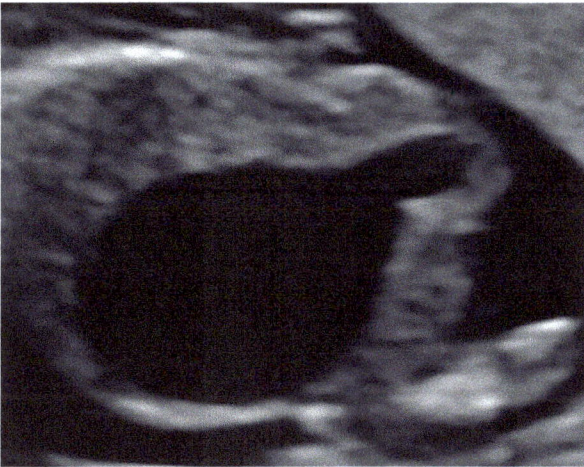

Abb. 3.79: 13 + 0 SSW, ausgeprägte Megazystis mit Schlüssellochphänomen (key hole sign). Es entsteht meist infolge einer Urethralklappe mit fehlendem Abfluss aus der Harnblase, so dass es zu einer Erweiterung der proximalen Urethra kommt.

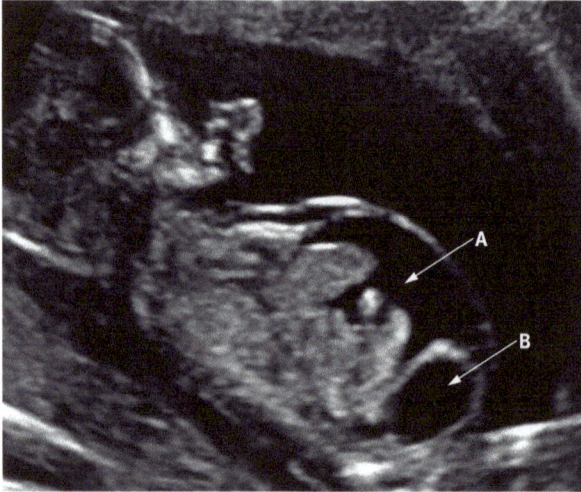

Abb. 3.80: 13 + 0 SSW, Fet im Längsschnitt, es fällt Aszites (Pfeil A) und eine vergrößerte Harnblase (Pfeil B) auf, hier: urinöser Aszites nach Ruptur einer Megazystis.

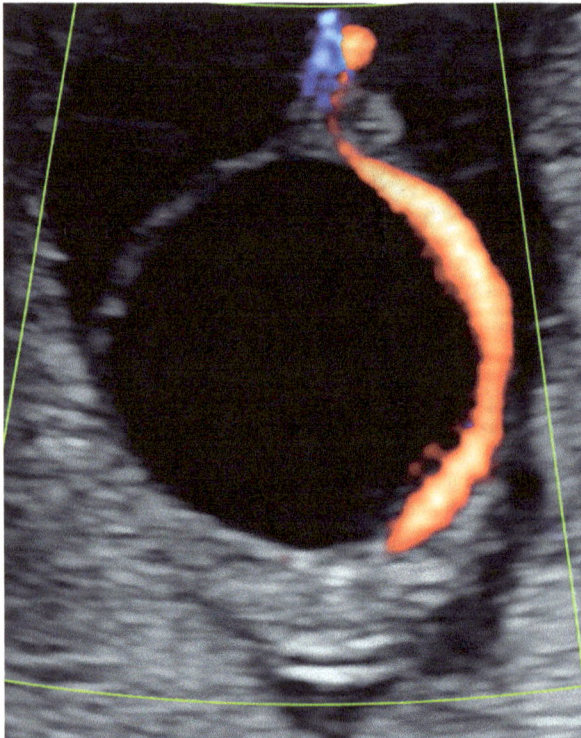

Abb. 3.81: 13 + 2 SSW, ausgeprägte Megazystis mit singulärer Nabelarterie. Hier Trisomie 18.

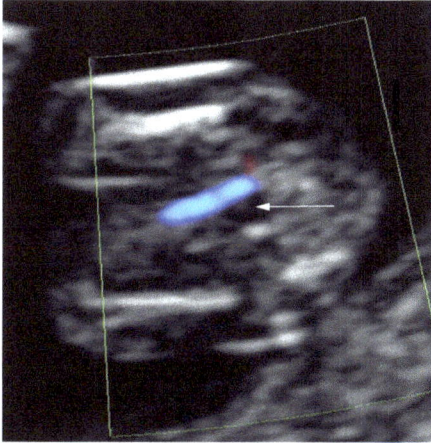

Abb. 3.82: SUA bei Turner Syndrom. 12 + 5 SSW, Harnblase (Pfeil) mit farbdopplersonographischer Darstellung einer singulären Nabelarterie, hier Turner-Syndrom (weitere Hinweise waren deutlich erhöhte Nackentransparenz und ein Vitium cordis). Bei Darstellung der Nabelarterien im horizontalen Verlauf so wie hier abgebildet, kann bei ungünstigen Schallverhältnissen eventuell die zweite Nabelarterie nicht darstellbar sein (Artefakt aufgrund des Schallwinkels von 90° zum Gefäß!). Darum immer Überprüfung im anterior-posterior-Durchmesser zu empfehlen.

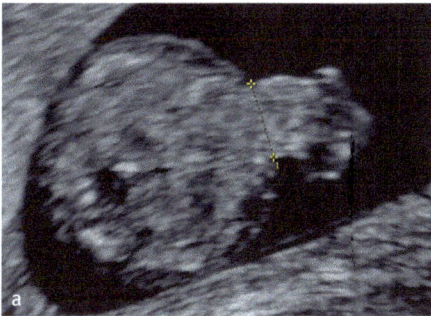

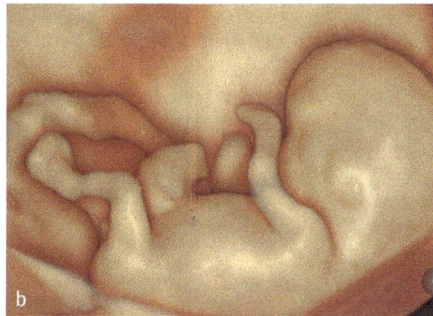

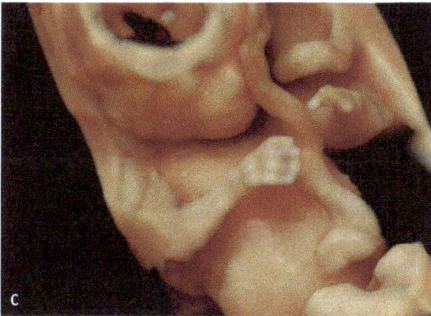

Abb. 3.83: (a) 10 + 2 SSW, Abdomen-Querschnitt mit Darstellung einer physiologischen Omphalozele, die nur Darm enthält und klein ist (4 mm Durchmesser). Bis etwa 56 mm SSL kann eine Omphalozele physiologisch sein. Wenn sich als Inhalt der Omphalozele Leber findet, liegt nie eine physiologische Omphalozele vor. (b) Gleicher Fet mit physiologischer Omphalocele im 3D-Oberflächen-HD-Modus. 3D-Darstellungen helfen den Schwangeren auf anschauliche Weise häufig, strukturelle Veränderungen am Feten besser zu verstehen. (c) 13 + 2 SSW, gleicher Fet. Die physiologische Omphalozele ist nicht mehr nachweisbar, der Nabelansatz ist normal.

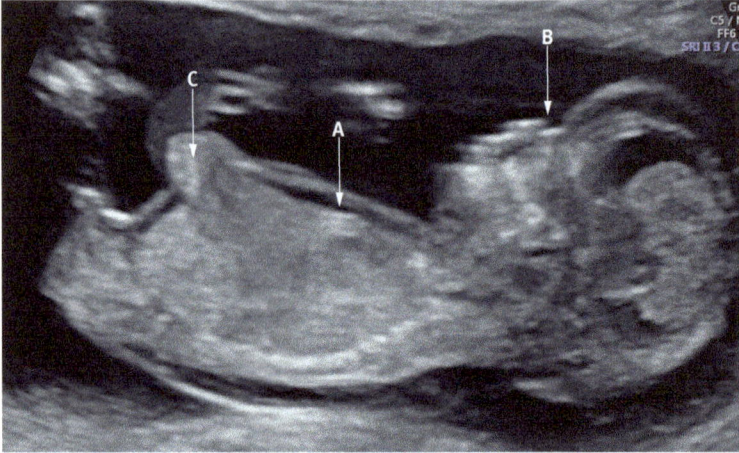

Abb. 3.84: 12 + 1 SSW, Längsschnitt durch einen auffälligen Feten: Hautödem (Pfeil A), flaches Profil (Pfeil B), kleine Omphalozele, die Darm enthält (Pfeil C). Hier: Trisomie 18.

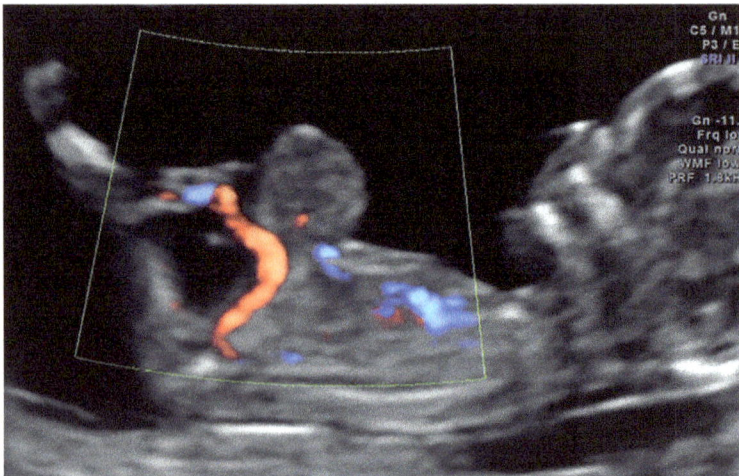

Abb. 3.85: 11 + 5 SSW, Längsschnitt mit Omphalozele, die Leber enthält. SSL 51 mm. Dennoch sicher keine physiologische Omphalozele. Häufig begleitende Fehlbildungen, chromosomale Anomalien oder Syndrome (z. B. Beckwith-Wiedemann-Syndrom).

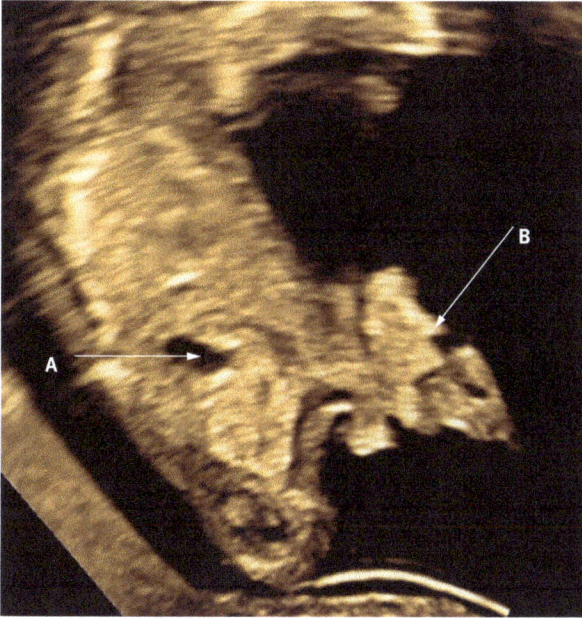

Abb. 3.86: 13 + 0 SSW, Längsschnitt durch das fetale Abdomen, der Magen (Pfeil A) ist intraabdominal darstellbar, es liegt ein Bauchwanddefekt vor, meist paraumbilikal rechts sind freie Darmschlingen sichtbar (Pfeil B), Gastroschisis! Begleitfehlbildungen sind selten. Es handelt sich um eine Entwicklungsstörung, die gehäuft bei jüngeren Frauen mit Nikotinabusus gesehen wird.

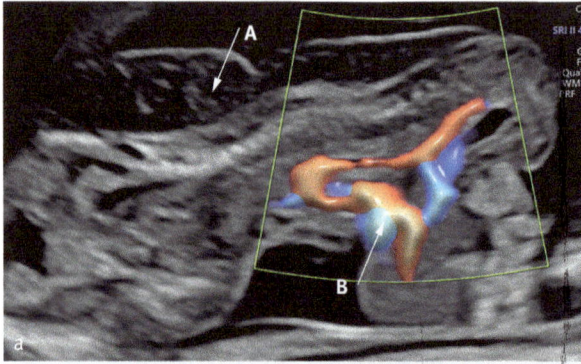

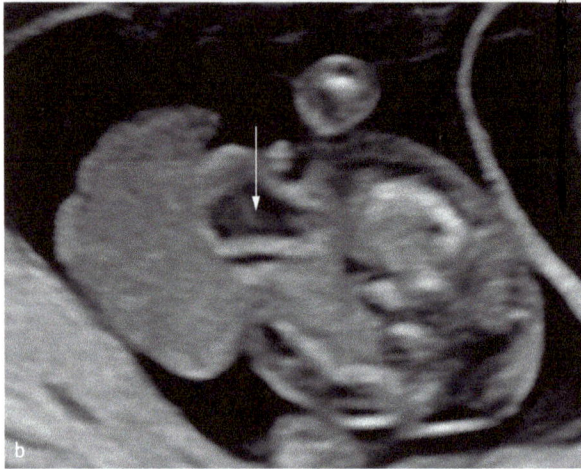

Abb. 3.87: (a) 13 + 5 SSW, fetaler Längsschnitt mit farbdopplersonografischer Darstellung der fetalen Zirkulation. Es imponiert ein generalisiertes Hautödem (Pfeil A) und ein großer Bauchwanddefekt mit Leber und Darm (Thorakoabdominoschisis). Das Herz (Pfeil B) erscheint vor den Thorax verlagert. (b) Im Querschnitt kann noch besser die extrathorakale Lage des Herzens (Pfeil) dargestellt werden, Ectopia cordis. Zusätzlich sichtbar ist der ausgeprägte Bauchwanddefekt.

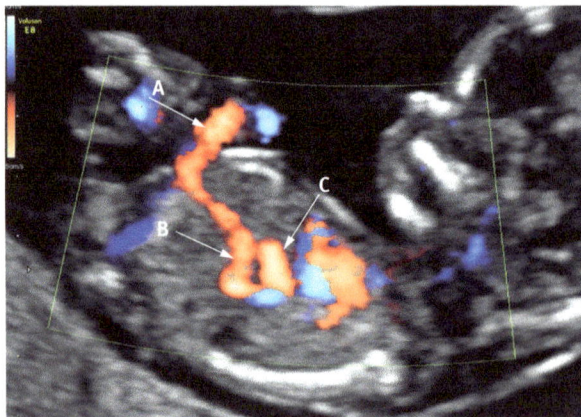

Abb. 3.88: 11 + 2 SSW, fetaler Längsschnitt mit farbdopplersonographischer Darstellung der fetalen Zirkulation und des normalen Nabels (Pfeil A). Es fällt eine Fehlmündung des Ductus venosus (Pfeil B) in die Vena cava inferior auf. Die Lebervene (Pfeil C) mündet separat in die V. cava inferior. Hierbei besteht ein erhöhtes Risiko für Aneuploidien und syndromale Erkrankungen wie z. B. das Noonan-Syndrom.

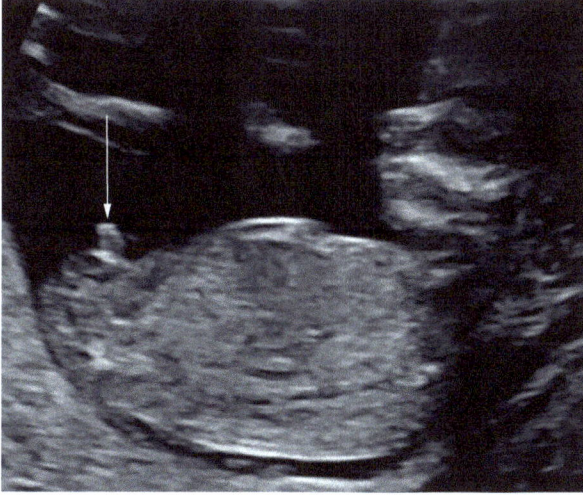

Abb. 3.89: 13 + 0 SSW, Längsschnitt durch den Feten. Das Geschlecht ist männlich. Ein Anhängsel (Penis oder Klitoris) ist im Zeitraum des Ersttrimesterscreenings bei Jungen und Mädchen gleichermaßen zu sehen. Entscheidend ist die Ausrichtung des Anhängsels in Bezug auf die Längsachse des Feten im Sagittalschnitt. Nach ventral gerichtet entspricht es dem Penis (Pfeil), horizontal bzw. caudal ausgerichtet entspricht es der Klitoris (siehe Abb. 3.90).

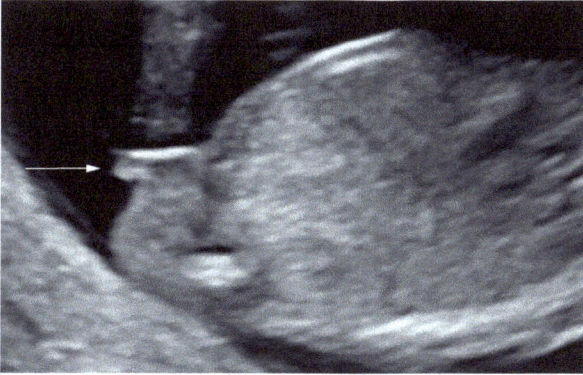

Abb. 3.90: 13 + 0 SSW, Geschlecht weiblich, das Anhängsel (Klitoris) weist eher nach kaudal (Pfeil). Im Vergleich dazu das sonografisch männliche Geschlecht in Abbildung 3.89. Es muss aber beachtet werden, dass nach dem Gendiagnostikgesetz eine Mitteilung des fetalen Geschlechts bis 14 + 0 SSW (nach letzter Regel) nicht zulässig ist.

3.1.5 Extremitäten und Skelett

Die Beurteilung der Extremitäten mit jeweils 3 Segmenten und unter Berücksichtigung der progredienten Ossifikation auch die Einschätzung des weiteren Skeletts mit Schädel, Rippen und Wirbelsäule sind eine Stärke des ETS. Eine gute Übersicht über den gesamten Feten, häufigere fetale Bewegungen, die Kombination mit dem vaginalen US sowie die Anwendung der 3D/4D Sonographie erlauben eine sehr gute Darstellbarkeit. Selbst einzelne Finger bei ausgestreckter Hand sind zu diesem Zeitpunkt der Schwangerschaft besser einzusehen als im 2. Trimenon. Bei der Beurteilung der Füße bzw. der Fußstellung muss berücksichtigt werden, dass zu diesem Zeitpunkt häufig noch eine diskrete Innenrotation zu beobachten ist.

Gerade in Fällen mit belasteter Familienanamnese kann man so mitunter schon früh zu einer Beruhigung der Eltern beitragen. Im Falle von Auffälligkeiten ist im 1. Trimenon eine Zuordnung zu einer der vielen bekannten Skelettdysplasien und deren Subtypen schwierig. Für die Einschätzung der Prognose und die Abschätzung des Wiederholungsrisikos sollte eine Karyotypisierung auch mit der Möglichkeit einer CGH-Array-Analyse und gezielter Molekulargenetik (Panel-Diagnostik nach genetischer Beratung) angeboten werden.

Tab. 3.5 Untersuchungsinhalte zur Beurteilung des fetalen Skelettsystems nach DEGUM und ISUOG.

DEGUM II / III	ISUOG
– Standard:	– Standard:
– Arme und Beine	– 4 Extremitäten, jede jeweils mit 3 Segmenten
– Optional:	– Optional:
– Hände und Füße	– Hände und Füße
– alle Röhrenknochen	

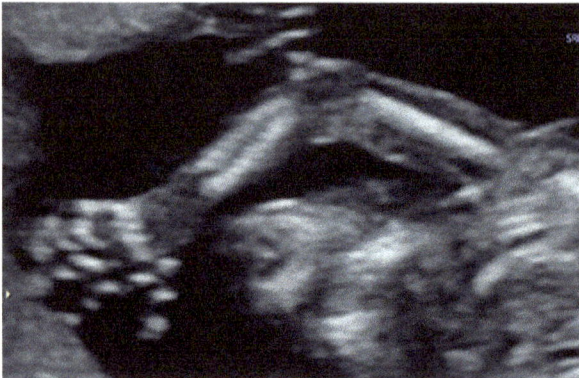

Abb. 3.91: 13 + 2 SSW, Darstellung einer oberen Extremität mit Humerus, Radius, Ulna, Hand und Fingern.

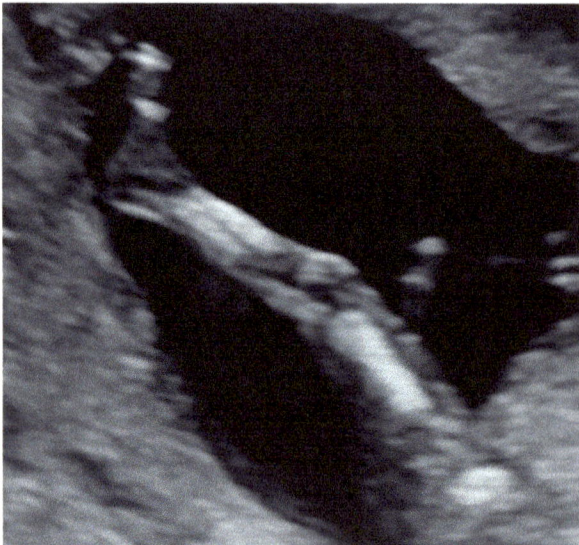

Abb. 3.92: 13 + 0 SSW, Darstellung des Beins mit Femur, Tibia, Fibula und Fuß.

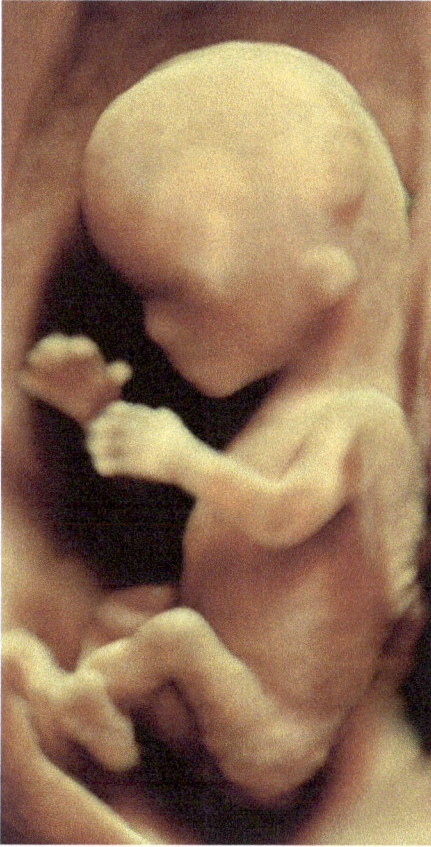

Abb. 3.93: 13 + 3 SSW, 3D-Oberflächen-HD-Modus. Die 3D-Technologie ermöglicht die detaillierte Darstellung aller Extremitäten auf einen Blick. So werden Ängste der werdenden Eltern abgebaut und gleichzeitig hilft es dem Arzt viel einfacher als im 2. Trimenon auf einem einzigen Bild das Vorhandensein von 4 unauffälligen Extremitäten nachzuweisen.

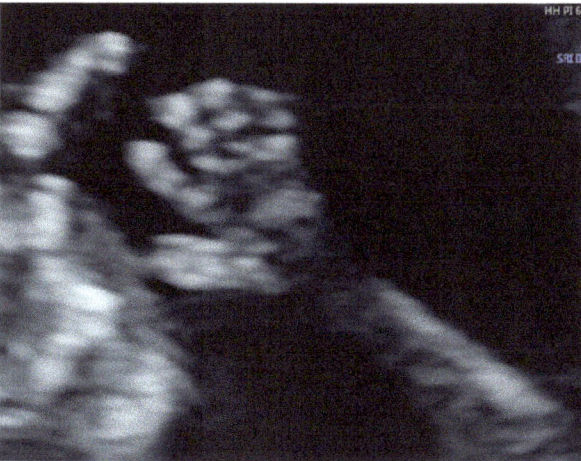

Abb. 3.94: 13 + 1 SSW, Darstellung der Hände, Im Ersttrimesterscreening ist die Darstellung einzelner Finger häufig eher möglich als beim Ultraschall mit ca. 22 SSW, da die Finger häufiger gespreizt sind. So sind auch Syndaktylien eher darstellbar. Erhöhte Aufmerksamkeit wird dem am ehesten bei einer entsprechenden Familienanamnese und autosomal-dominanten Vererbungsformen geschenkt.

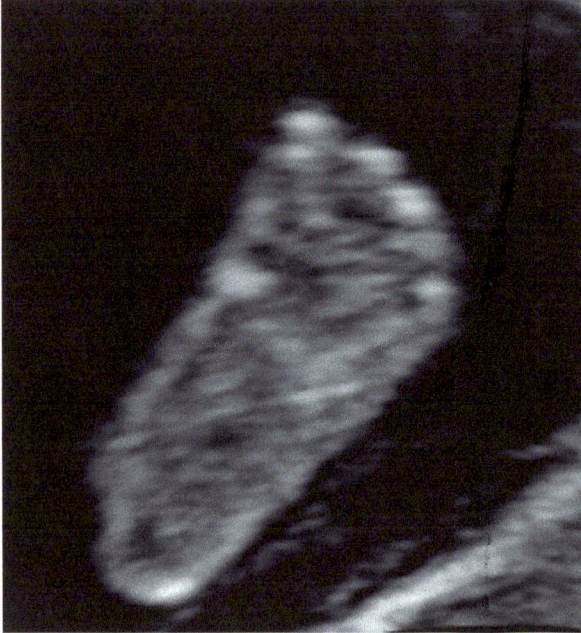

Abb. 3.95: 13 + 3 SSW, Fuß mit Darstellung der einzelnen Zehen. Ein Fehlen von Zehen wäre hier sichtbar, eine Syndaktylie der Zehen ist kaum pränatal nachweisbar.

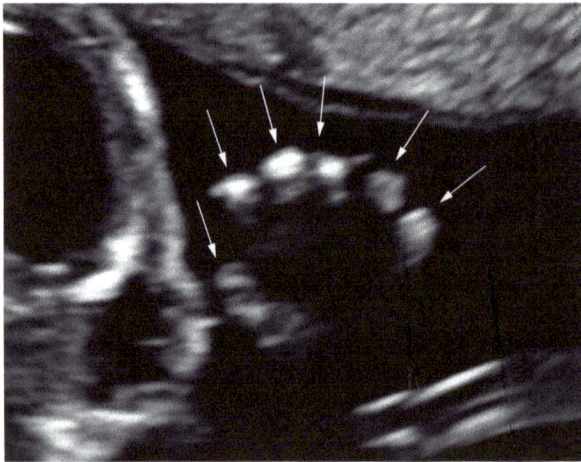

Abb. 3.96: 13 + 2 SSW, postaxiale Hexadaktylie **(Pfeile)**. Wenn isoliert (häufig familiär), Prognose sehr gut. Bei zusätzlichen Begleitfehlbildungen häufig Nachweis einer Trisomie 13.

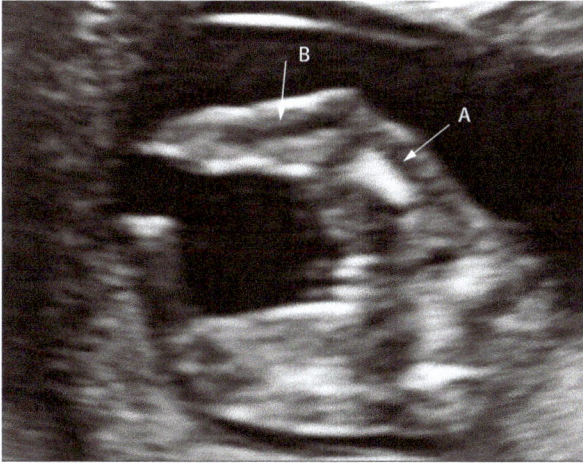

Abb. 3.97: 13 + 5 SSW, verkürzte untere Extremitäten bei letalem Skelettdysplasiesyndrom, hier thanatophore Dysplasie. Auffällig sind die deutlich verkürzten Femora (Pfeil A) und die fehlende Darstellbarkeit der Unterschenkelknochen (Pfeil B). Die typische Thoraxhypoplasie lässt sich im Ersttrimesterscreening meist noch nicht darstellen.

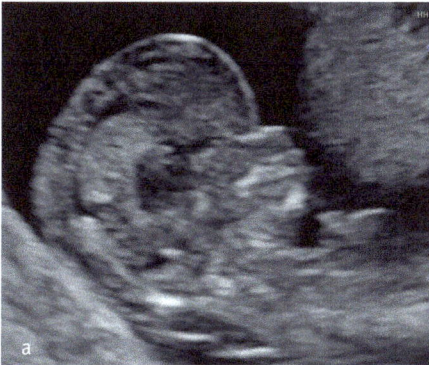

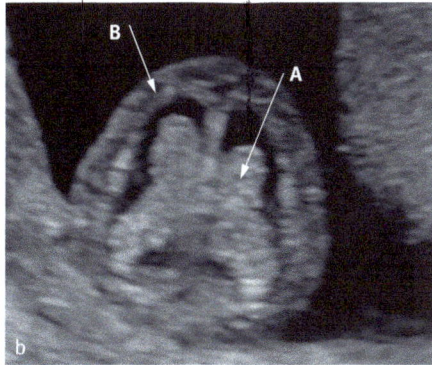

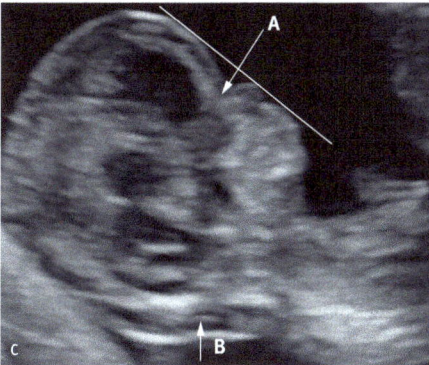

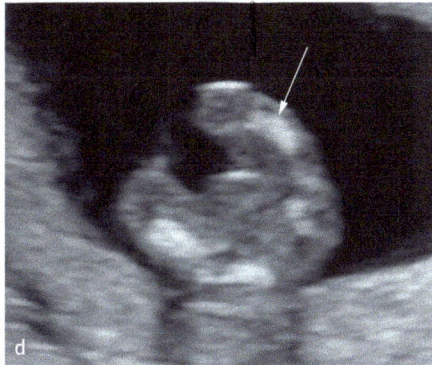

Abb. 3.98: (a) 13 + 4 SSW, Skelettdysplasie-Syndrom, auffällig erscheint die unzureichende Ossifikation der Schädelkalotte, zusätzlich verdickter Nacken. (b) Gleicher Fet, die Plexus choroidei (Pfeil A) erscheinen echogener als die Schädelkalotte (Pfeil B). Mittelecho normal, Verhältnis der Länge von Plexus choroidei zu Hirnseitenventrikel erscheint normal. (c) Osteogenesis imperfecta mit typischerweise auffälligem Profil: eingesunkene Nasenwurzel (Pfeil A), Nasenspitze auf Höhe der Stirn, sogenanntes „frontal bossing" (Linie); Nacken verdickt (Pfeil B). (d) Bei 13 + 4 SSW mit 6 mm deutlich verkürzte und zumindest einseitig telefonhörerartig gebogene Femora (Pfeil).

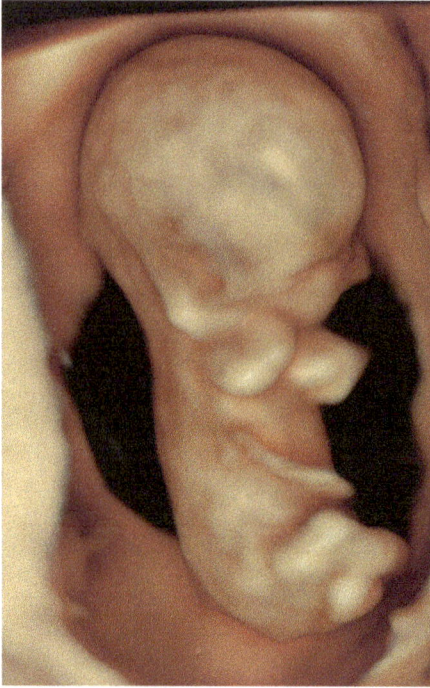

Abb. 3.99: 13 + 2 SSW, 3D-Oberflächen-HD-Modus bei Skelettdysplasie-Syndrom. Auf einem Bild sind die verkürzten und gebogenen Arme und Beine zu erkennen.

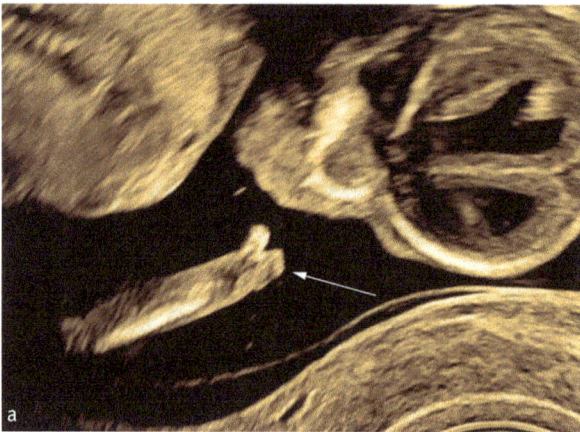

Abb. 3.100: (a) 13 + 2 SSW, isolierte, einseitige Handfehlbildung mit Reduktionsdefekt der Finger (Pfeil).

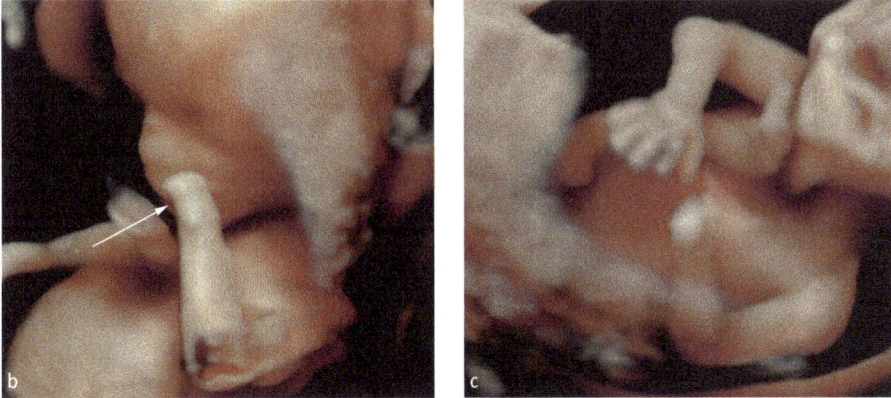

Abb. 3.100 (Fortsetzung): (b) Gleicher Fet jetzt im 3D-Oberflächen HD-Modus. Die Finger einer Hand sind als Stumpf darstellbar (Pfeil). Ursächlich könnte bei ringförmigen Abschnürungen ein Amnionstrang verantwortlich sein, der aber später oft nicht mehr nachweisbar ist. (c) Hier sind beide Hände abgebildet, eine mit allen 5 unauffällig erscheinenden Fingern und eine nur als Stumpf darstellbare Hand. Ein sonografischer Artefakt kann häufiger den Eindruck von Extremitätenfehlbildungen vortäuschen. Dies lässt sich hier sicher ausschließen.

3.1.6 Plazenta, Uterus, Cervix, Nabelschnur

Neben der frühen Fehlbildungsdiagnostik und der Riskoabschätzung für Chromosomenanomalien lassen sich auch weitere Risikohinweise beim ETS gewinnen. Die Beurteilung von Uterus mit Cervix, Plazenta, Nabelschnur bzw. Nabelschnuransatz auf der Plazenta lassen bestimmte Risikokonstellationen früh und einfach ausschließen bzw. erkennen. Myome und Uterusfehlbildungen sind im 1. Trimenon zumeist leichter zu erkennen als später.

Eine Plazenta praevia lässt sich im 1. Trimenon leicht und schnell ausschließen, wenn man darauf achtet, den inneren Muttermund darzustellen und sich nicht von fokalen myometranen Kontraktionen in die Irre führen lässt. Die Diagnose Plazenta praevia sollte aber im Regelfall nicht in der ersten Schwangerschaftshälfte gestellt werden, weil sich eine Plazenta praevia im 1. Trimenon in der Folge meist retrahiert und damit klinisch bedeutungslos wird.

Die Insertio velamentosa der Nabelschnur lässt sich bei der frühen Fehlbildungsdiagnostik oft einfacher darstellen als in der späteren Schwangerschaft. Im Falle des Verdachts auf Insertio velamentosa sollte dies in der zweiten Schwangerschaftshälfte überprüft und Vasa praevia ausgeschlossen werden.

Die Cervixbeurteilung ist am Ende des 1. Trimenons sicher klinisch noch mit Vorsicht zu bewerten und insbesondere bei belasteter Anamnese oder Mehrlingsschwangerschaften relevant. Ein allgemeines Screening auf ein erhöhtes Frühgeburtsrisiko anhand der Cervixlängenmessung am Ende des 1. Trimenons hat sich bisher nicht etablieren können.

Tab. 3.6 Untersuchungsinhalte zur Beurteilung von Plazenta und Cervix.

DEGUM II / III	ISUOG

– Standard:
  – Plazentastruktur
– Optional
  – Plazentalage
  – Ansatz der NS
  – Cervixlänge
  – Aa. uterinae bds.
	– Standard:
	  – Plazenta mit normaler Größe und Struktur

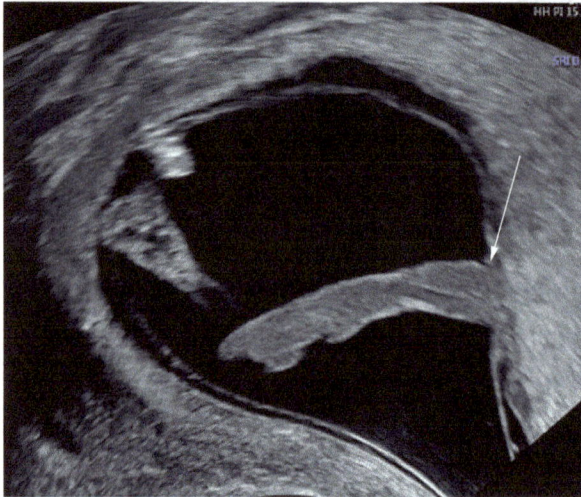

Abb. 3.101: 13 + 1 SSW, vaginalsonographische Darstellung der normalen Plazenta mit normalem Nabelschnuransatz auf der Plazenta (Pfeil), ohne Farbdoppler manchmal nur schwer zu erkennen. Amnion und Chorion sind noch separiert (bis zur 15./16. SSW noch physiologisch).

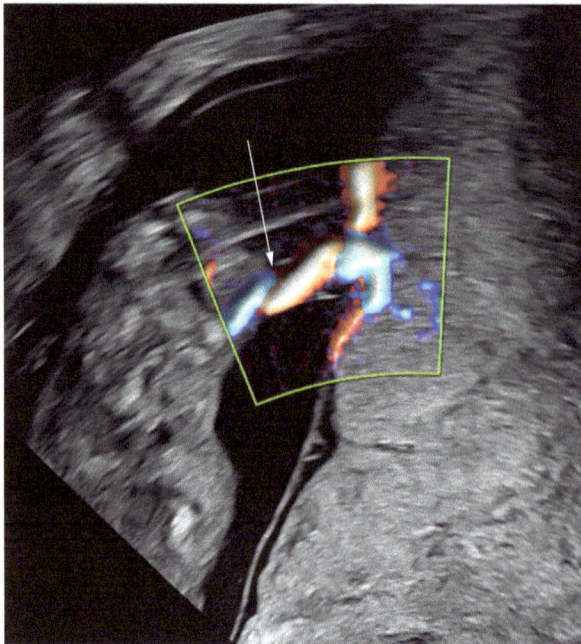

Abb. 3.102: 13 + 1 SSW, farbdopplersonographische Darstellung des normalen Nabelschnuransatzes auf der Plazenta. Die Nabelschnur mündet hier nicht direkt in den Feten ein, sondern läuft an ihm vorbei (Pfeil). Sonst wäre die Nabelschur hier extrem kurz.

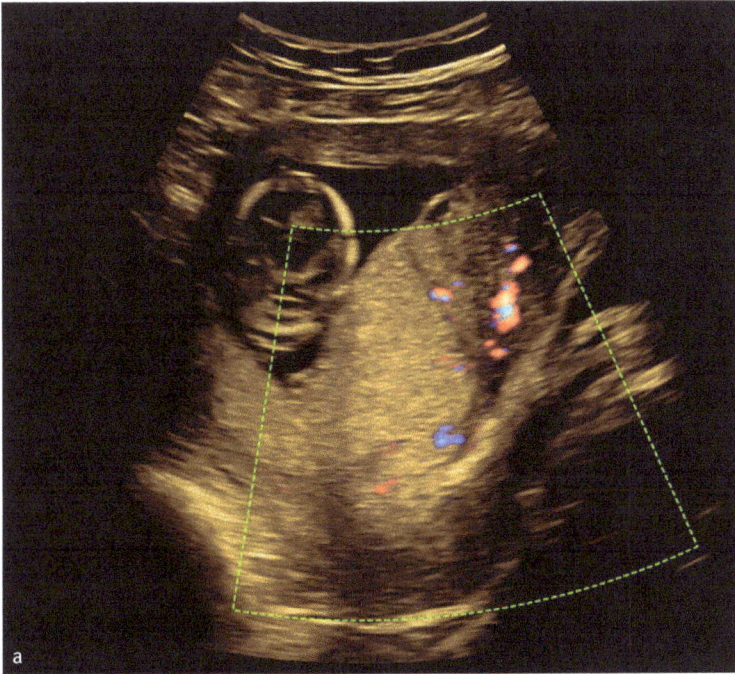

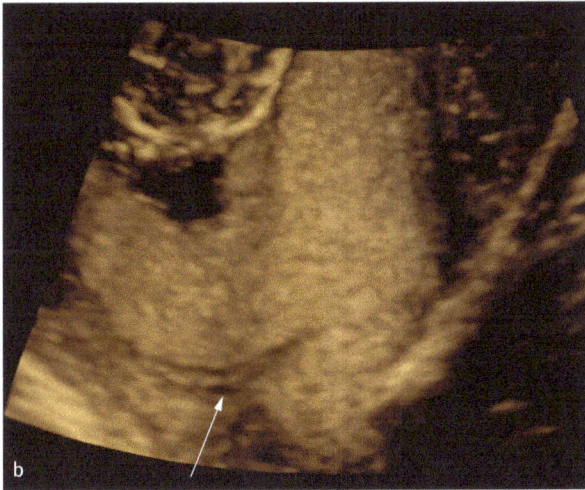

Abb. 3.103: (a) 12 + 6 SSW, Z. n. Sectio caesarea, Plazenta praevia, Risiko für AIP (Abnormally invasive placenta) 25 %. (b) 12 + 6 SSW, die Plazenta überdeckt den inneren Muttermund (Pfeil). Normalerweise würde man den Verdacht auf Plazenta praevia vor der 20. SSW nicht mitteilen. Bei erhöhtem Risiko für AIP muss dies differenziert betrachtet werden. Hier im Bereich der Sectionarbe etwas tiefe Insertion in die Uteruswand. In der Folge Sectio caesarea wegen Plazenta praevia mit 35 SSW.

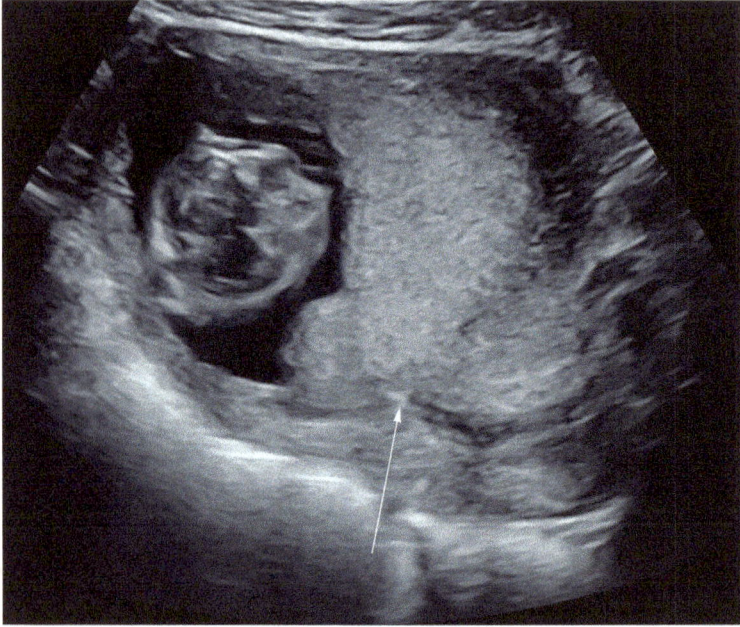

Abb. 3.104: 13 + 5 SSW, Fruchthöhle mit fetalem Kopf, Plazenta und Cervix. Die Plazenta überragt den inneren Muttermund (Pfeil). Die Diagnose Plazenta praevia sollte aber im Allgemeinen vor der 20. SSW wegen der hohen Rate spontaner Retraktionen der Plazenta vom Muttermund nicht gestellt werden. Hier aufgrund der geringen Überlappung des inneren Muttermundes später keine Plazenta praevia zu erwarten.

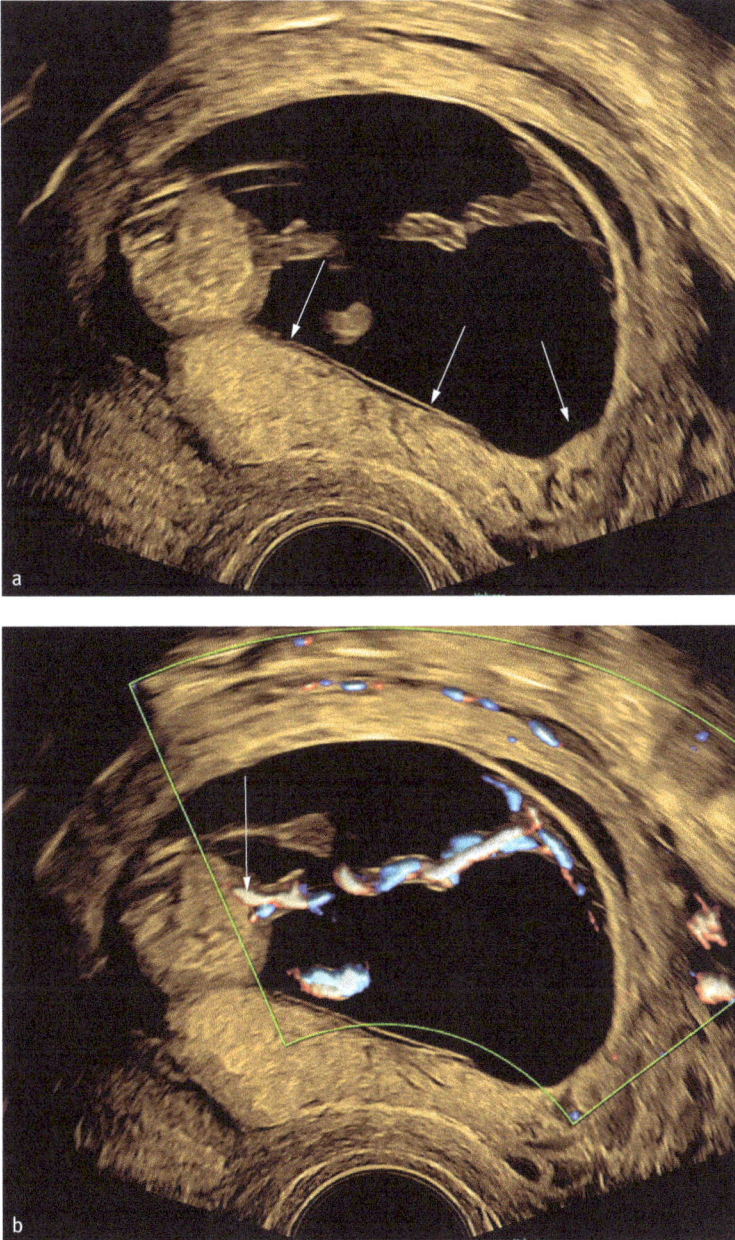

Abb. 3.105: (a) 13 + 2 SSW, Insertio velamentosa: der Nabelschnuransatz liegt auf dem Chorion, der Eihaut und nicht auf der Vorderwandplazenta (Pfeile). Die Nabelschnur liegt im Fundus uteri, trotzdem sollten im späteren Verlauf nach der 20./30. SSW aberrierende Gefäße und Vasa praevia ausgeschlossen werden. (b) Die Farbdopplersonographische Darstellung erleichtert die Erkennung der Insertio velamentosa. Neben dem Ausschluss von Vasa praevia im späteren Schwangerschaftsverlauf erscheint die Evaluation der Plazentafunktion nach der 35. SSW bedeutsam, weil eine erhöhte Rate an intrauterinen Fruchttoden in der Spätschwangerschaft beschrieben wurde. Bei unkompliziertem Verlauf gibt es keine Indikation zur primären Sectio caesarea. Normaler fetaler Nabel (Pfeil).

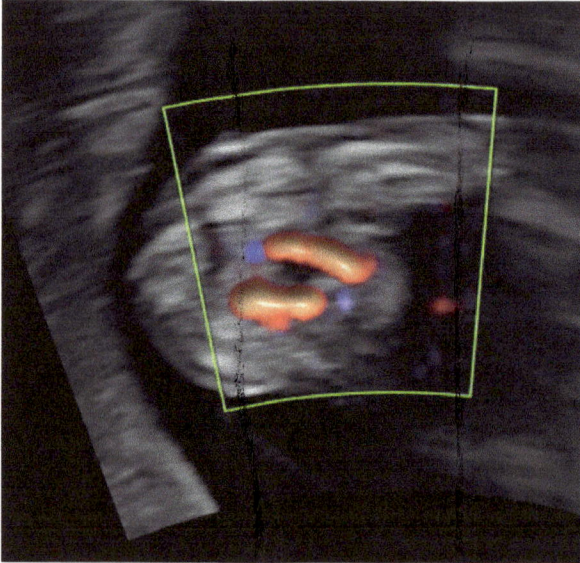

Abb. 3.106: 10 + 6 SSW, vaginalsonographische Darstellung der fetalen Harnblase mit den beiden Nabelarterien paravesikal. Der Schallwinkel ist mit nahezu 90° zum Gefäßverlauf nicht optimal, aufgrund der hohen Sensitivität hier trotzdem gute Darstellung beider Nabelarterien. Wenn der Verdacht auf das Fehlen einer Nabelarterie besteht, sollte bevor der Befund mitgeteilt wird überprüft werden, ob sich die singuläre Nabelarterie bei günstigerem Untersuchungswinkel (nahe 0°) reproduzieren lässt, da in der Frühschwangerschaft Fehldiagnosen nicht selten sind und Dr. Google die Singuläre Nabelarterie als Befund mit einer Fehlbildungsrate von bis zu 40 % und Fehlgeburtsraten von bis zu 25 % beschreibt, was für isolierte Screeningbefunde sicher nicht stimmt.

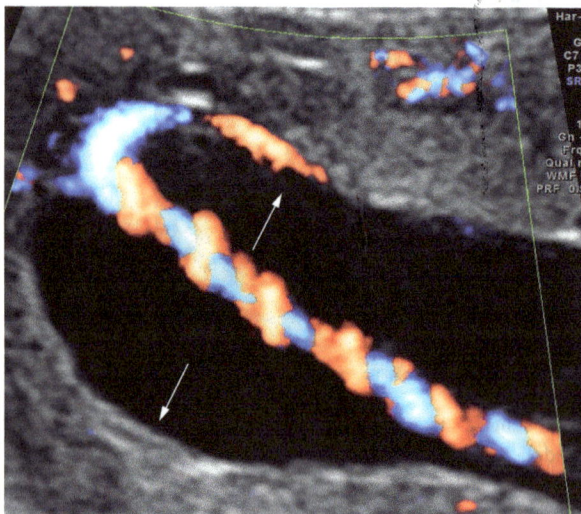

Abb. 3.107: 13 + 3 SSW, Insertio velamentosa bei Plazenta bipartita. Vasa praevia sollten im Verlauf ausgeschlossen werden. **Pfeile:** Plazentaanteile.

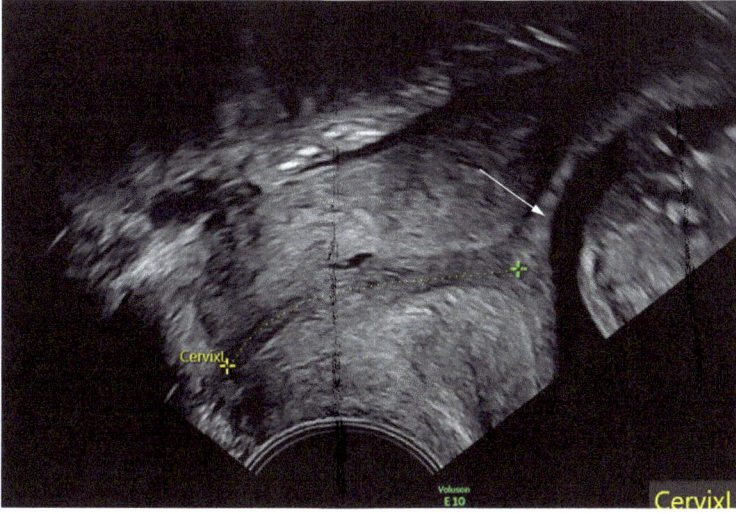

Abb. 3.108: 13 + 1 SSW, vaginalsonographische Cervixmessung. Korrekte Darstellung des Verlaufes des Cervikalkanals und Messung mit Tracemethode. Die Dezidua (Pfeil) oder eine etwaige Kontraktion des unteren Uterinsegmentes sollten nicht mitgemessen werden. Daher mit 30 mm für die 14. SSW relativ kurze, aber noch normale Cervixlänge. Durch Kompression/Druck des Schallkopfes kann die Cervix zu lang gemessen werden. Ovulum Nabothii.

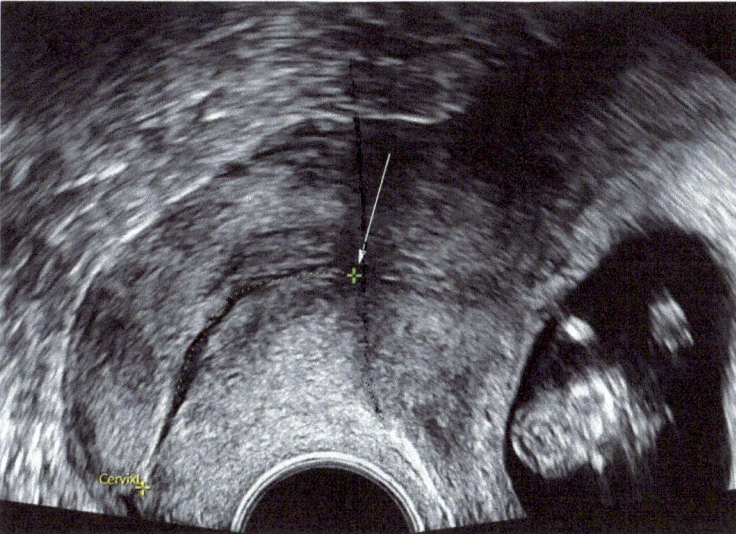

Abb. 3.109: 11 + 1 SSW, korrekte Messung der Cervixlänge im Verlauf des Cervikalkanals ohne Erfassung des unteren kontrahierten Uterinsegmentes. Plazenta darstellbar, keine Plazenta praevia. Pfeil: innerer Muttermund.

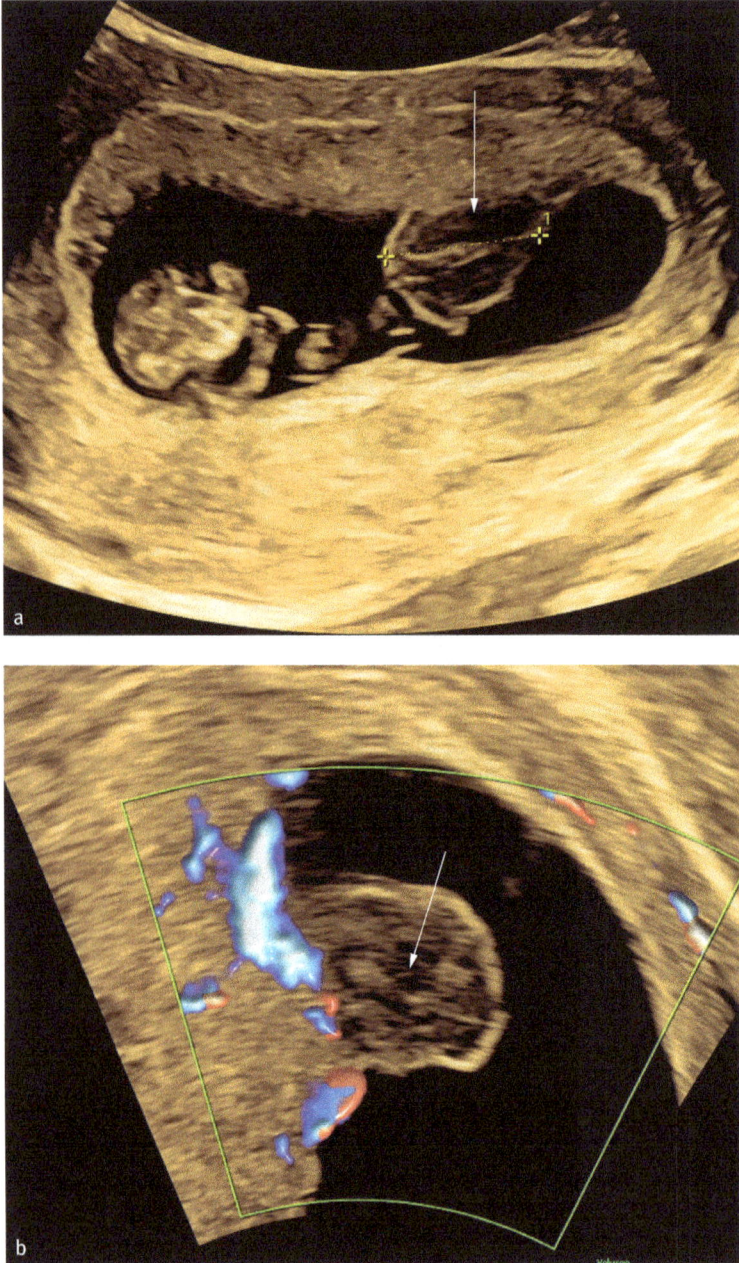

Abb. 3.110: (a) 10 + 0 SSW, intakte Schwangerschaft mit normal entwickeltem Embryo mit normaler Herzaktion. Eingeblutete Zyste auf der Plazentaoberfläche (Pfeil) von knapp zwei Zentimeter Durchmesser, Vd.a. retrochoriales Hämatom. Befund 3 Wochen später nicht mehr nachweisbar, normale weitere Entwicklung der Schwangerschaft. (b) Derselbe Befund wie in Abb. 3.110a, vaginalsonographische Darstellung. Innerhalb der Plazentazyste (Pfeil) lässt sich keine Vaskularisation nachweisen. Vd.a. retrochoriales Hämatom. Prognose sehr gut.

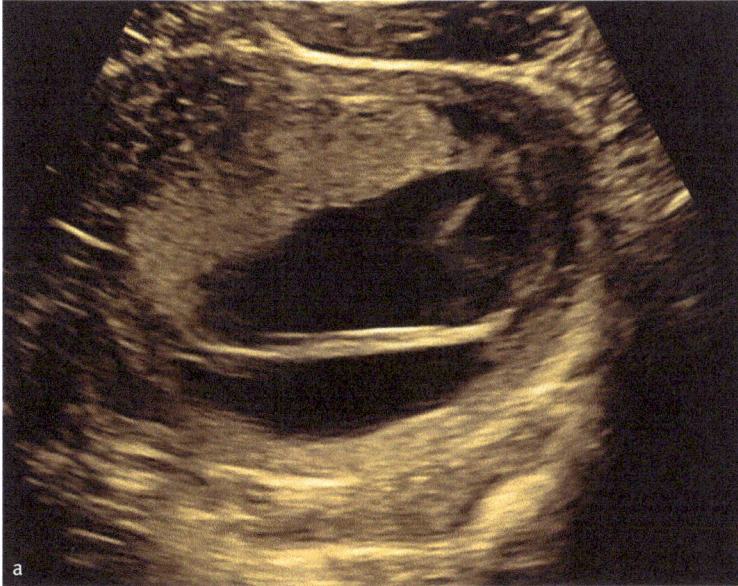

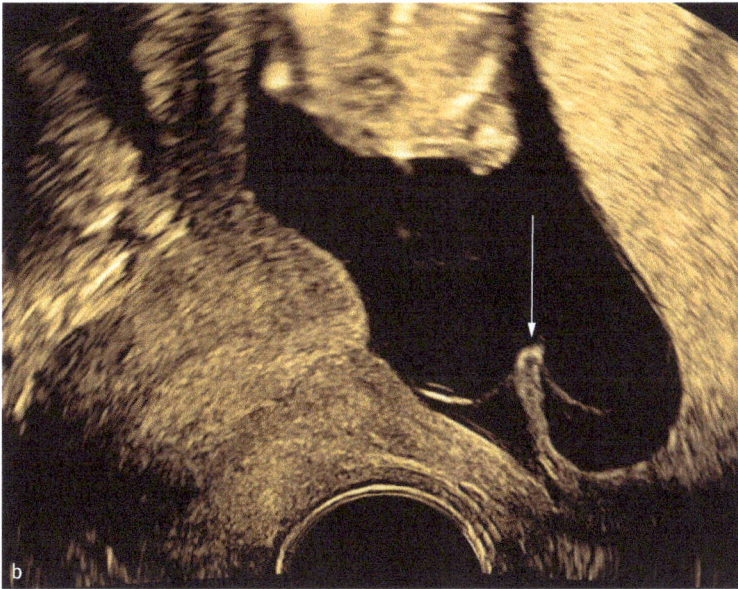

Abb. 3.111: (a) 13 + 3 SSW, Aspekt wie Synechie, (b) nach Schwenken des Schallkopfes um 90° stellt sich die scheinbare Synechie als Auffaltung (Pfeil) des Plazentarandes dar: Plazenta circumvallata, keine Synechie! Das Amnion lässt sich abgrenzen. Innerer Muttermund geschlossen.

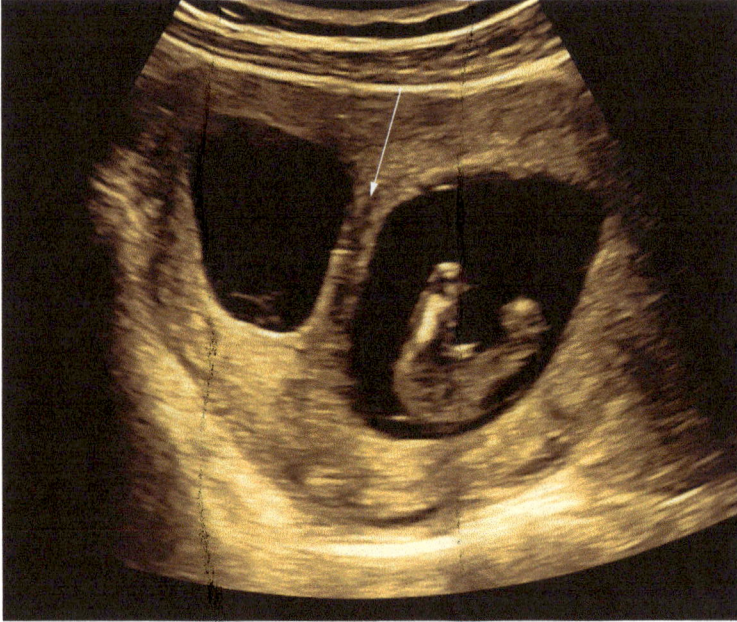

Abb. 3.112: 12 + 6 SSW, keine zweite Fruchthöhle, sondern Synechie (Pfeil). **Kein Amnionband!** Dies hätte keine Binnenstruktur, sondern würde sich als hauchdünne, häufig mehrfach gefaltete Struktur innerhalb der Fruchthöhle finden.

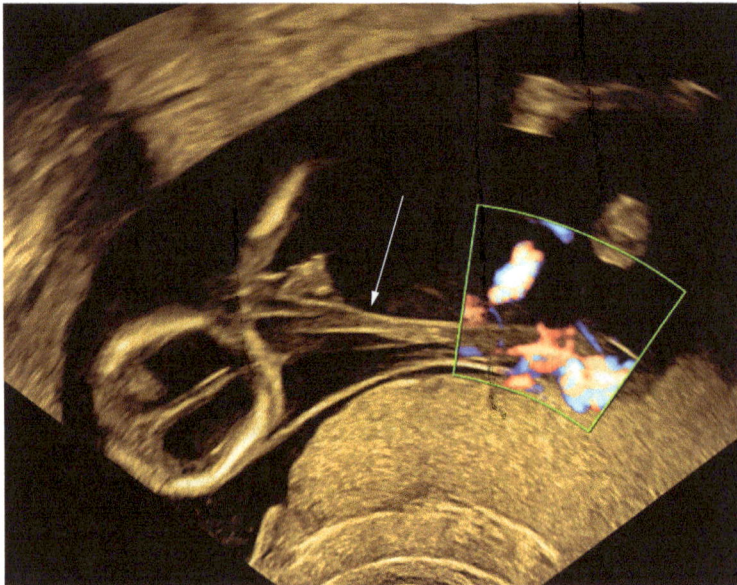

Abb. 3.113: 13 + 1 SSW, normaler Nabelschnuransatz an der Plazenta, aber Amnionbänder (Pfeil). Die Amnionbandsequenz entsteht durch eine frühe Ruptur des Amnions, normalerweise stellt sich die Fruchtblase wieder, ein Blasensprung tritt klinisch meist nicht in Erscheinung. Mögliche Folgen: Extremitätenabschnürungen, Exenzephalie, Bauchwanddefekte. Intrauteriner Fruchttod (Strangulation der Nabelschnur), Frühgeburt.

3.1.7 Besonderheiten bei Mehrlingen

Mehrlingsschwangerschaften besitzen generell ein erhöhtes Risiko für mütterliche und fetale Komplikationen. Das Spektrum möglicher insbesondere fetaler Risiken wird dabei wesentlich von der Chorionizität bestimmt. Dementsprechend ist die alleinige Diagnose „Zwillinge" nicht mehr zeitgemäß. Auch die Mutterschaftsrichtlinien schreiben eine genaue Dokumentation der Chorionizität im 1. Trimenon vor. So stellt die frühe Diagnose von Monochoriaten die Weichen für die weitere Betreuung der gesamten Schwangerschaft.

Nur bei Monochoriaten können Komplikationen wie ein schweres feto-fetales Transfusionssyndrom (FFTS, Risiko ca. 10 %), die retrograde arterielle Perfusion eines Zwillings (TRAP, Risiko ca. 1 %), eine twin anemia-polycythemia sequence (TAPS, Risiko ca. 5 %), eine selektive Wachstumsrestriktion infolge ungleich verteilter Plazentamengen (sIUGR, Risiko ca. 15 %) oder die sehr seltenen „siamesischen Zwillinge" (Inzidenz deutlich unter 1 %) auftreten.

Während eine TAPS und sIUGR meist erst im späten 2. oder 3. Trimenon auftreten, kann eine TRAP-Sequenz und „siamesische Zwillinge" bei genauer sonografischer Betrachtung bereits im späten 1. Trimenon diagnostiziert werden. Das Risiko für ein relevantes FFTS steigt bei Monochoriaten mit zunehmender Diskrepanz der gemessenen Nackendicken und Unterschieden im Blutfluss des Ductus venosus. Generell sollten bei Monochoriaten ab 16 SSW zunächst US-Kontrollen in 2-wöchigen Abständen erfolgen, da mit der fetoskopischen Laserkoagulation der plazentaren Anastomosen im 2. Trimenon eine kausale Therapiemöglichkeit besteht.

Im Zeitalter der immer häufigeren Anwendung „Nicht invasiver Pränatal-Tests" (NIPT) muss auf die unabhängig von der Chorionizität auftretende Besonderheit eines „vanishing twin" hingewiesen werden. Der Anteil des fetalen DNA-Gehalts des „vanishing twin" kann dabei so groß sein, dass die DNA-Fraktion des anderen gesunden Zwillings unterrepräsentiert ist und es dann zu nicht repräsentativen Ergebnissen und dadurch zu falschen Schlussfolgerungen kommen kann. Auch deshalb sollte vor jeder NIPT eine US-Untersuchung erfolgen.

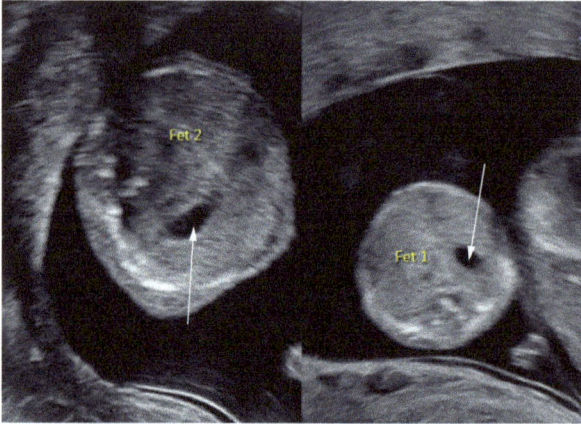

Abb. 3.114: 13 + 0 SSW, monochorial-diamniote Gemini mit erheblicher Diskrepanz des Abdomenumfanges, der Magen ist bei beiden Feten gefüllt (Pfeil), hier später Laserbehandlung wegen eines feto-fetalen Transfusionssyndroms mit gutem Outcome.

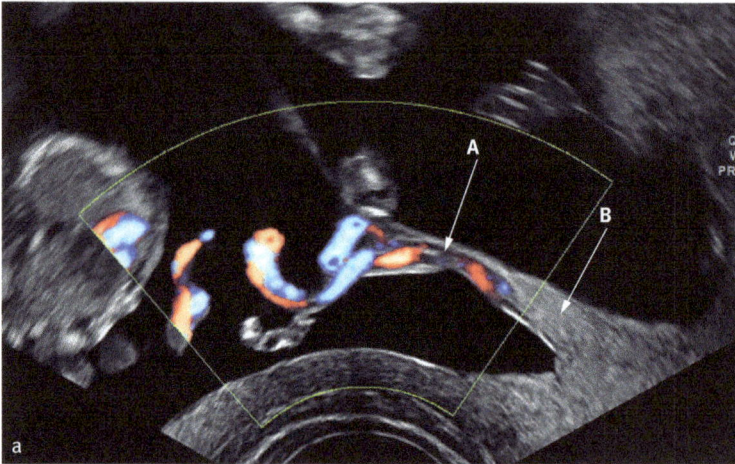

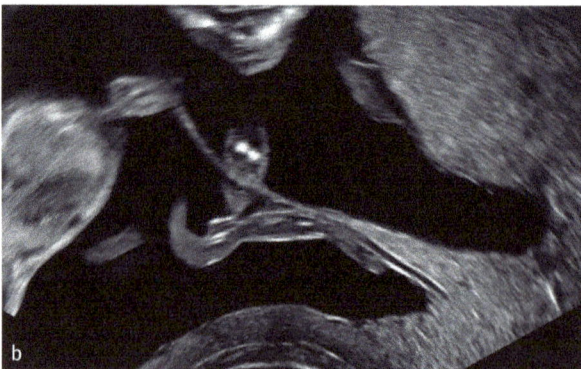

Abb. 3.115: (a) 13 + 3 SSW, dichorial-diamniote Gemini mit einer Nabelschnurinsertion auf der Eihaut (Pfeil A) entsprechend einer Insertio velamentosa. Wenn dies Geminus II betrifft, werten manche Geburtshelfer dies wie Vasa praevia bei Einlingen. Die Chorialität lässt sich hier gut am Lamda-Zeichen beurteilen (Pfeil B). (b) Gleicher Fet, gleiche Untersuchung. Auch ohne Farbdoppler kann man bei ausreichender Vergrößerung und eher von vaginal die Besonderheiten im Verlauf der Nabelschnur erkennen.

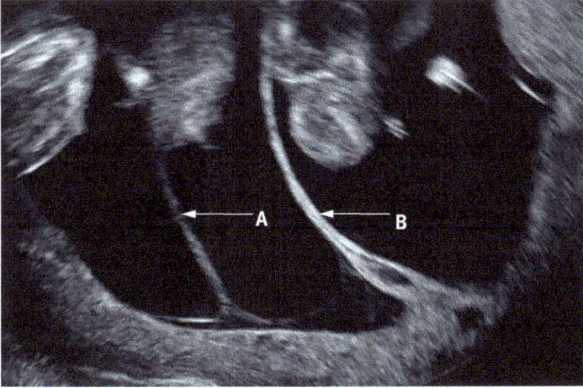

Abb. 3.116: 10 + 6 SSW, Drillinge nach ICSI mit Transfer von zwei Embryonen: dichorial-triamniote Mehrlinge. Die beiden links liegenden Feten sind monochorial und damit monozygot. Hier Risiko von 10–15 % für ein feto-fetales Transfusionssyndrom (manifestiert sich meist zwischen 16.–25. SSW). Deutlich zu erkennen ist die unterschiedliche Dicke der Trennwände. Die dünnere Trennwand zwischen den Monochoriaten (Pfeil A). Die dickere Trennwand, bestehend aus 4 Schichten bei Dichoriaten (Pfeil B).

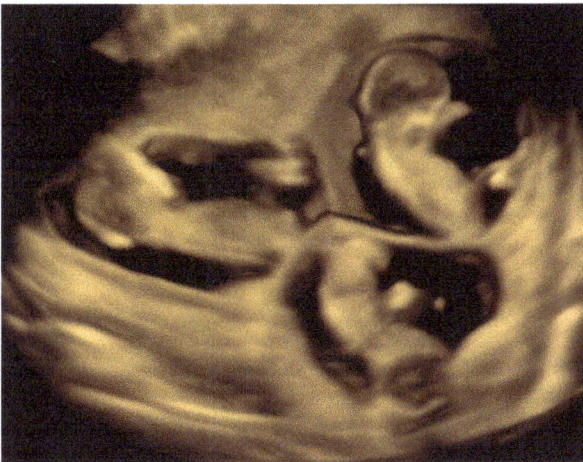

Abb. 3.117: 13 + 0 SSW, 3D Surface-Mode Darstellung von trichorial-triamnioten Drillingen. Insbesondere zu Beginn des Ersttrimesterscreenings kann man bei vaginalem Zugang und ausreichend großer Volumenaquisition auch höhergradige Mehrlinge auf einem Bild dokumentieren. Die Festlegung der Chorialität ist ein wesentlicher Inhalt des Ultraschalls bei Mehrlingen in der Frühschwangerschaft. Die aktuellen Mutterschaftsrichtlinien schreiben die Dokumentation im entsprechenden Feld des Mutterpasses vor, da sie sehr wesentlich für das weitere Management der Schwangerschaft ist.

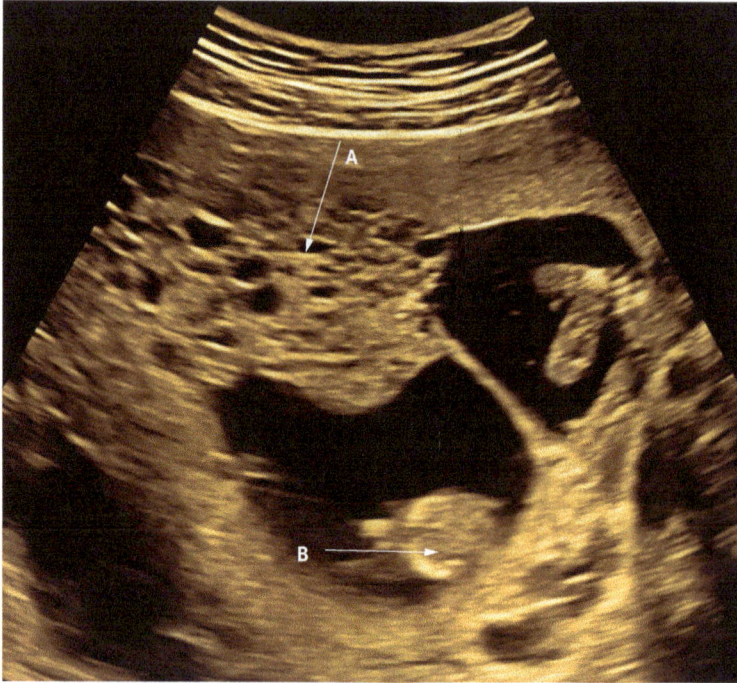

Abb. 3.118: 13 + 6 SSW, dichorial-diamniote Gemini mit Partialmole (Pfeil A). Der von der Partial-mole betroffene Fet war deutlich zu klein und hatte keine Herzaktion mehr (Pfeil B). Typischerweise Nachweis hoher hCG-Werte. Die Plazenta erscheint sonografisch durch den Zottenhydrops bereits früh verdickt und kleinzystisch verändert. Eine maligne Entartung findet sich nur sehr selten. Hier im weiteren Verlauf Frühgeburt des zweiten gesunden Zwillings bei Cervixinsuffizienz.

3.2 Risikoabschätzung für Chromosomenanomalien

3.2.1 Alter, Nackendicke und maternale Biochemie

Bis in die 1990er Jahre basierte das Aneuploidie-Screening im 1. und frühen 2. Trimenon primär aus mütterlichem Altersrisiko und biochemischen Markern wie z. B. dem Triple Test. Diese alleinige Form der Risikoabschätzung ist nicht mehr zeitgemäß. Heutzutage sollte die Risikobewertung für eine Trisomie 13, 18 und 21 durch ein kombiniertes ETS erfolgen.

Das maternale Alter stellt dabei das Ausgangsrisiko dar und wird durch die Messung der fetalen Nackentransparenz (NT) und Bestimmung des freien β-hCG und des PAPP-A als adjustiertes Risiko präzisiert. Die Sensitivität der Biochemie ist in der 10./11. SSW deutlich höher als in der 13./14. SSW, weshalb es sinnvoll ist, die Blutabnahme früh durchzuführen und die sonografische Untersuchung später durchzuführen. Mit diesem Vorgehen wird zum Zeitpunkt des US nur das Ausgangsrisiko und das adjustierte Risiko mitgeteilt. Die Erkennungsrate der Trisomie 21 liegt bei bis zu 90 % (falsch positiv Rate von 3–5 %). Zentraler Bestandteil ist die NT-Messung. Der Normalwert ist vom Gestationsalter abhängig. Bei einer Messung zwischen 11 + 0 bis 13 + 6 SSW (entspricht einer SSL von 45–84 mm) liegt die mittlere NT gesunder Feten bei 2 mm. Die Messgenauigkeit hängt von der Qualifikation des Untersuchers ab, der sich einem jährlichen Audit der Fetal Medicine Foundation (FMF) unterziehen muss.

Typische Fehler bei der NT Messung sind die unzureichende Vergrößerung mit Verwendung des US-Bildes zur Messung der SSL, eine nicht mediosagittale Messebene und das falsche Setzen der Mess-Kalliper, was fast immer eine Unterschätzung der NT zur Folge hat. Gemessen werden kann die NT sowohl bei dorso-anteriorer wie auch dorso-posteriorer Lage von abdominal oder vaginal. Bei einer Nabelschnurumschlingung (NSU) sollte ein Mittelwert aus der NT oberhalb und unterhalb der NSU erfolgen.

Auch bei Mehrlingen kann eine NT basierte Risikoeinschätzung erfolgen. Bei dichoriaten Gemini erhält jeder Fet ein individuelles Risiko. Da monochoriate Gemini auch immer monozygot sind, sollte zur Beratung auch immer nur ein Risiko verwendet werden, welches sich aus dem Mittelwert ergibt. Deutliche Diskrepanzen können hier möglicherweise ein früher Hinweis auf ein sich entwickelndes Feto-Fetales-Transfusionssyndrom sein.

Wichtig ist auch darauf hinzuweisen, dass insbesondere eine deutlich erhöhte NT von > 3 mm (> 99. Percentile) auf syndromale Erkrankungen oder andere Chromosomenstörungen als die Trisomie 13, 18 oder 21 hinweisen können und sich somit der Erkennung über eine cffDNA-Analyse entziehen. Auch eine Vielzahl struktureller Fehlbildungen können mit einer erhöhten NT assoziiert sein. Deshalb sollte man stets daran erinnern, dass es beim ETS nicht nur allein um die Risikoabschätzung für das Down Syndrom geht, sondern auch um eine frühe Feindiagnostik.

3.2.1.1 Kriterien zur richtigen Messung der fetalen Nackentransparenz (NT)

Nach den Vorgaben der FMF-UK (www.fetalmedicine.org):
- 11 + 0 bis 13 + 6 Schwangerschaftswochen
- Scheitel-Steiß-Länge 45–84 mm
- Vergrößerung des Bildes, so dass der fetale Kopf und Thorax den gesamten Bildschirm ausfüllen
- Auf der median-sagittalen Ebene sollten abgebildet sein: anterior die Nasenspitze als echogener Punkt und die rechteckige Form des Gaumens, in der Mitte das translucente Diencephalon und posterior die Nackenhaut
- neutrale Position des fetalen Kopfes
- sichere Unterscheidung zwischen fetaler Nackenhaut und Amnion

– Plazierung der Caliper: sollten auf den beiden Linien liegen, welche die Nackentransparenz begrenzen, dabei so nah wie möglich zum schwarzen Bereich ohne
  aber in der Nackentransparenz zu liegen
– Zur besseren Positionierung der Messpunkte sollte bei Bildvergrößerung das Gain
  reduziert werden
– Immer die breiteste Stelle zur NT Messung verwenden
– Es sollten immer mehrere Messungen durchgeführt werden und das Bild mit der
  größten NT und besten Bildqualität gemäß den genannten Kriterien in der Daten-
  bank abgelegt werden
– Die semi-automatisierte Technik kann verwendet werden
– Nabelschnur: Es sollte der Mittelwert von der NT oberhalb und unterhalb der
  Nabelschnur verwendet werden

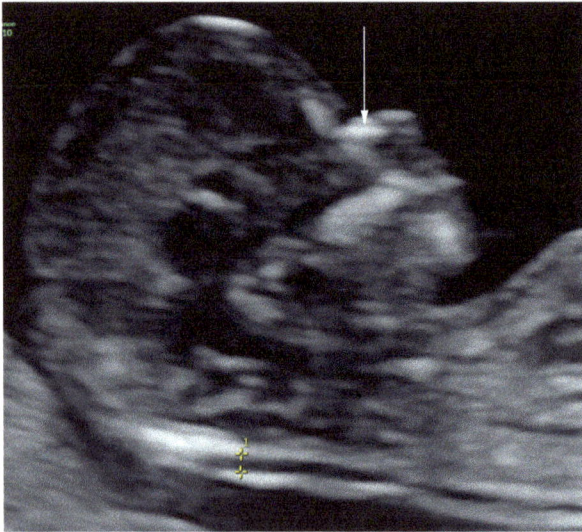

Abb. 3.119: 13 + 4 SSW, für eine aussagekräftige NT-Messung müssen verschiedene Kriterien
erfüllt sein, die von der FMF klar definiert sind (siehe Kap. 3.2.1.1). Darüberhinaus lassen sich bei
Einstellung der richtigen Bildebene zahlreiche weitere Strukturen erkennen, die sowohl für eine
weitere Risikopräzisierung hilfreich sind (z. B. das Nasenbein, Pfeil), als auch Hinweise auf fetale
Entwicklungsstörungen geben können (z. B. die IT-Messung und Beurteilung der Fossa posterior,
siehe Abb. 3.14)

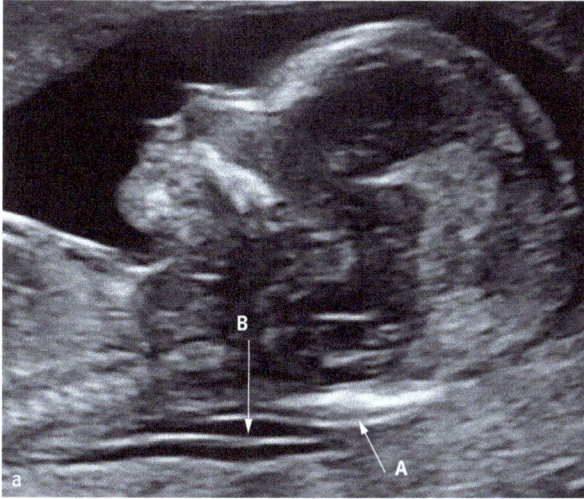

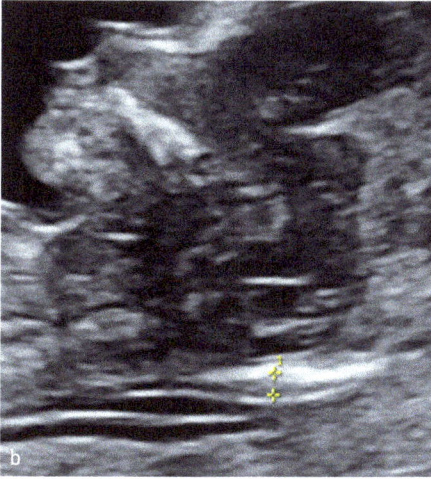

Abb. 3.120: (a) 13 + 4 SSW, insbesondere bei unzureichender Vergrößerung, bei Mehrlingen, aber auch bei einer Lage des fetalen Nackens an der Uterushinterwand, lassen sich Nackenhaut (Pfeil A) und Amnion (Pfeil B) mitunter nur schwer voneinander trennen. Nicht selten kommt es dadurch fälschlicherweise zu auffälligen NT Messwerten. (b) Ggf. können durch Bildvergrößerung, nach Bewegung der Schwangeren, das Entleeren der Harnblase oder durch einen vaginalen US bessere Untersuchungsbedingungen geschaffen werden, die eine sichere Abgrenzung möglich machen.

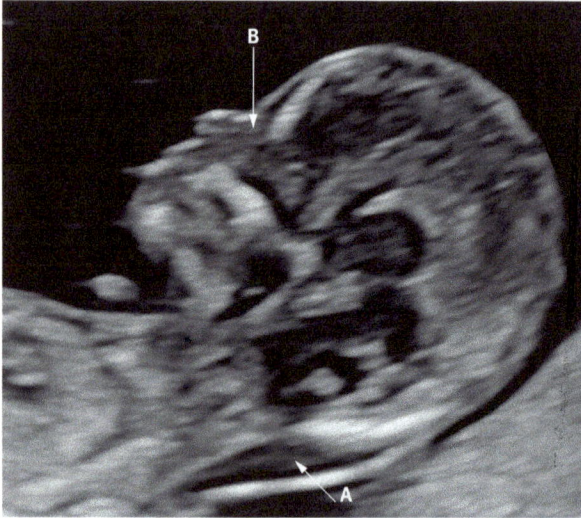

Abb. 3.121: 13 + 0 SSW, deutlich verdickter Nacken mit 3,2 mm (Pfeil A), knöchernes Nasenbein nicht darstellbar (Pfeil B), flaches Gesichtsprofil. Hier Nachweis einer Trisomie 21 nach Chorionzottenbiopsie. Bei sonografisch dringendem Verdacht auf eine Trisomie 21 und bei einer NT von > 3 mm sollte man eher eine invasive Diagnostik (CVS, in Ausnahmefällen auch eine frühe AC) empfehlen, da mit steigender Nackendicke immer häufiger andere Chromosomenaberrationen als die Trisomie 13/18/21 als Ursache in Betracht kommen. Im Falle des Nachweises einer Trisomie 21 innerhalb von ca. 24h über die Kurzzeitkultur nach CVS hätte man einen wesentlich schnelleren Befund ohne finanziellen Aufwand. Zusätzlich wäre die Möglichkeit einer weiteren Bearbeitung der Probe (z. B. Molekulargenetik) möglich.

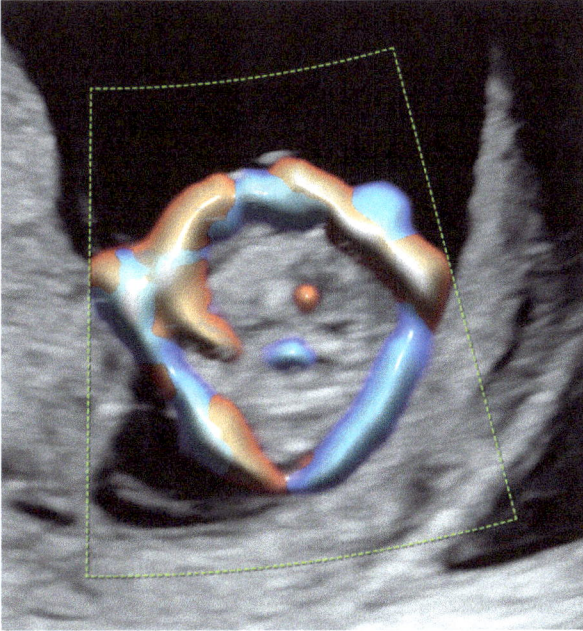

Abb. 3.122: 12 + 6 SSW, bei einer Nabelschnurumschlingung (NSU) ist eine reelle Messung der NT schwierig. Empfohlen wird eine Messung oberhalb und unterhalb der NS. Der Mittelwert wird zur Risikokalkulation verwendet. Da die NSU in den allermeisten Fällen gar keine Konsequenz hat, sollte man genau abwägen, inwieweit diese Situation mit der Schwangeren besprochen wird.

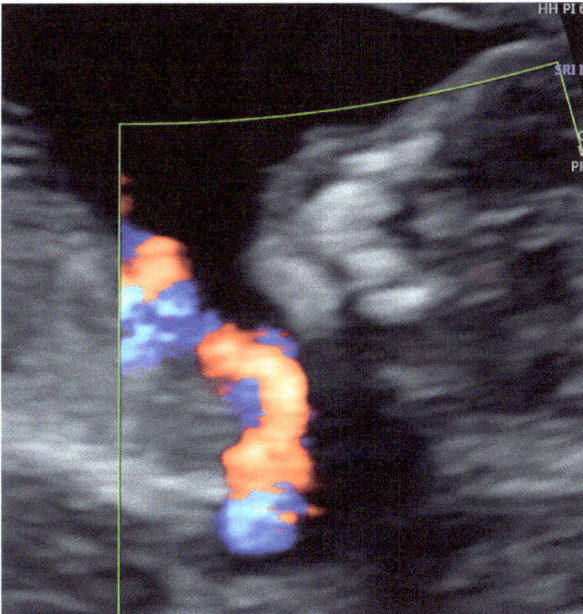

Abb. 3.123: 13 + 0 SSW, auch eine im Längsschnitt seitlich über die Schulter verlaufende NS kann zunächst den Eindruck einer NSU vermitteln. Erst bei Einstellung der Querschnittsebene im Halsbereich (siehe Abb. 3.122) und auch unter zu Hilfenahme des Farbdopplers kann man eine NSU sicher erkennen. Meistens ist es keine und die NS verläuft wie auf dieser Abb. seitlich neben dem Hals entlang.

3.2.2 Sonografische Zusatzmarker

Als zusätzliche US-Marker im 1. Trimenon gelten das fetale Nasenbein, der Blutfluss im Ductus venosus sowie der Fluss über der Trikuspidalklappe. Die Messung des fronto-maxillaren Gesichtswinkels hat sich in der alltäglichen Praxis nicht bewährt. Die Verwendung dieser Marker hat insbesondere das Ziel, bei geringer Erhöhung der Erkennungsrate die Falsch-Positiv-Rate weiter zu senken.

Um diese Marker in den Risikoalgorithmus einzubinden, bedarf es gleichfalls einer gesonderten Zertifizierung. Das heißt, dass es für jeden einzelnen dieser genannten Marker bestimmte Qualitätsanforderungen der FMF-UK gibt. Die generelle Anwendung dieser zum Teil zeitintensiv und aufwendig zu messenden Marker in der täglichen Routine wird kontrovers diskutiert. Sie kann sicher in der Gruppe von Frauen hilfreich sein, bei der leider keine Biochemie abgenommen wurde. Ferner kann z. B. ein auffälliger Blutfluss im Ductus venosus neben dem Einfluss auf die Risikokalkulation auch auf einen Herzfehler hindeuten.

Zusatzmarker sollten eher der Gruppe von Frauen mit einem intermediären Risiko von 1:51 bis 1:1.000 nach kombiniertem Screening vorbehalten sein, da sich in dieser Gruppe etwa 22 % aller Feten mit Trisomie 21 befinden. Durch die Anwendung eines Zusatzmarkers soll so eine Hilfestellung bei der Entscheidung für oder gegen eine invasive Diagnostik gegeben werden. Wahrscheinlich wird man aber in diesen Fällen gegenwärtig eher die Analyse der cffDNA erwägen. Selbstverständlich unterliegen auch diese Untersuchungen dem Gendiagnostikgesetz, ergeben sich doch aus den Ergebnissen weitreichende Konsequenzen für die Schwangere.

3.2.2.1 Kriterien zur richtigen Messung des fetalen Nasenbeins (NB)

Nach den Vorgaben der FMF-UK (www.fetalmedicine.org):
- 11 + 0 bis 13 + 6 Schwangerschaftswochen
- Scheitel-Steiß-Länge 45–84 mm
- Vergrößerung des Bildes, so dass der fetale Kopf und Thorax den gesamten Bildschirm ausfüllen
- Auf der median-sagittalen Ebene sollten abgebildet sein: anterior die Nasenspitze als echogener Punkt und die rechteckige Form des Gaumens, in der Mitte das translucente Diencephalon und posterior die Nackenhaut.
- Ausrichtung des Schallkopfes, dass er sich parallel zum Nasenbein befindet
- Durch geringe seitliche Bewegung können unabhängig von der Nasenhaut beide Nasenbeinknochen dargestellt werden.
- Bei korrekter Einstellung können 3 Linien dargestellt werden: horizontal untereinander die Nasenhaut und das darunterliegende Nasenbein sowie eine kleinere Linie, die der Nasenspitze entspricht.

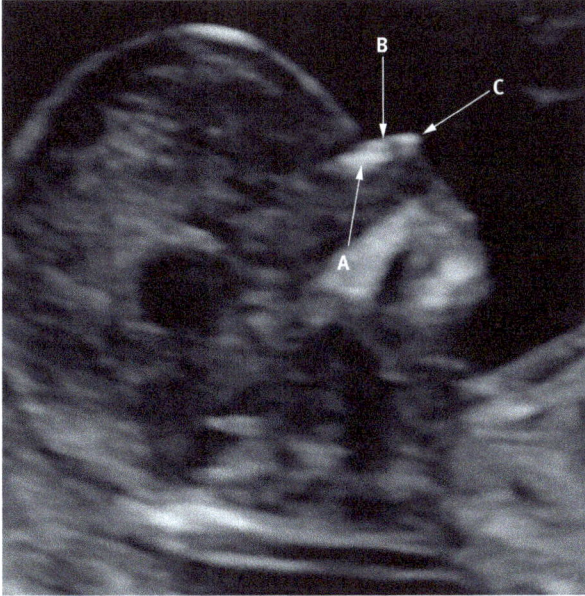

Abb. 3.124: 13 + 4 SSW, Beurteilung des fetalen Nasenbeins (Pfeil A). Wichtig ist die Abgrenzung zu weiteren echogenen Bereichen wie der Haut am Nasenrücken (Pfeil B) und der Nasenspitze (Pfeil C). Die Anforderungen zur Einstellung der korrekten Messebene sind von der FMF klar definiert (siehe Kap. 3.2.2.1–3.2.2.3).

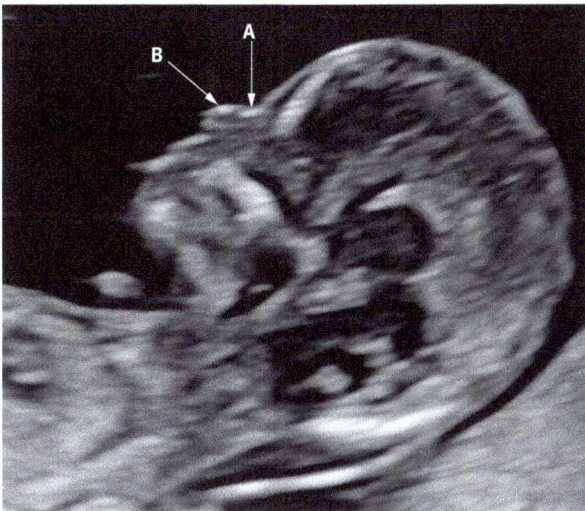

Abb. 3.125: 13 + 0 SSW, das Nasenbein wird als auffällig eingeschätzt, wenn es komplett fehlt oder hypoplastisch erscheint. Eine sichere Beurteilung vor 12 SSW kann bisweilen schwierig sein. Es sollte immer eine klare Abgrenzung zur echogenen Nasenhaut (Pfeil A) und Nasenspitze (Pfeil B) erfolgen. In diesem Fall neben dem fehlenden Nasenbein auch ein verdickter Nacken bei Trisomie 21 nach CVS.

3.2.2.2 Kriterien zur richtigen Messung des Ductus venosus (D.v.)

Nach den Vorgaben der FMF-UK (www.fetalmedicine.org):

- 11 + 0 bis 13 + 6 Schwangerschaftswochen
- Der fetale Thorax und das Abdomen sollten in einem leicht parasagittalen Schnitt dargestellt sein.
- Mithilfe des Farbdopplers wird der Verlauf der V. umbilicalis, der V. hepatica und des D.v. sowie das fetale Herz dargestellt.
- Das gepulste Doppler sample volume hat 0,5 bis 1 mm Breite und liegt im Bereich der höchsten Flussgeschwindigkeit bzw. des „aliasing".
- Der Insonationswinkel liegt bei max. 30°.
- Der Bandfilter sollte 50–70 Hz betragen.
- Zur besseren Beurteilung der A-Weller sollte die Darstellungsgeschwindigkeit bei 2–3 cm/s liegen.
- Der venöse Pulsatilitäts-Index wird vom US-Gerät gemessen.

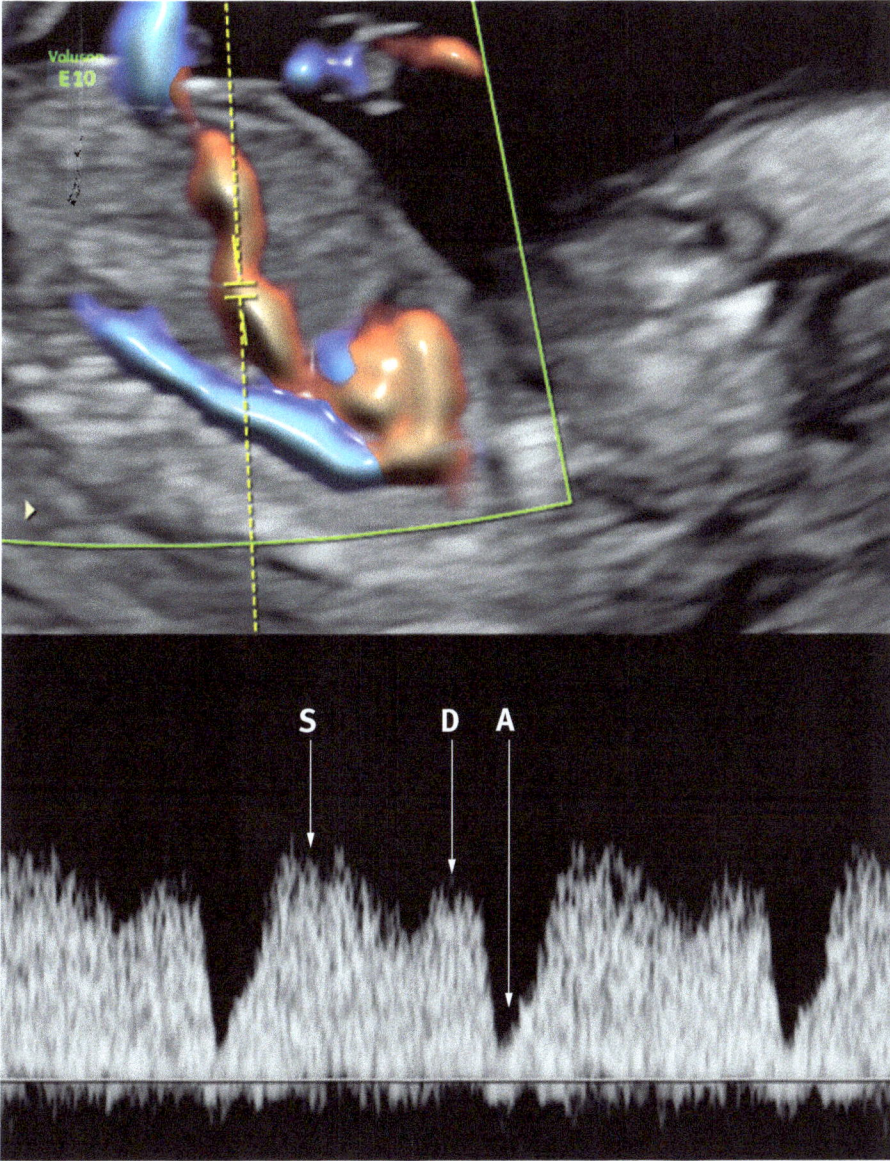

Abb. 3.126: 13 + 2 SSW, die korrekte Messung des Blutflusses im Ductus venosus kann mitunter schwierig und zeitaufwendig sein (Anforderungen der FMF siehe Text). Über den gesamten Herzzyklus besteht ein antegrader Fluss (S = systolischer Fluss, D = diastolischer Fluss, A = Atriale Kontraktion). Wichtig ist die genaue Abgrenzung von der nahe verlaufenden Lebervene. Deren normales Flussmuster ist leicht mit einem scheinbar pathologischen Fluss im D. venosus zu verwechseln.

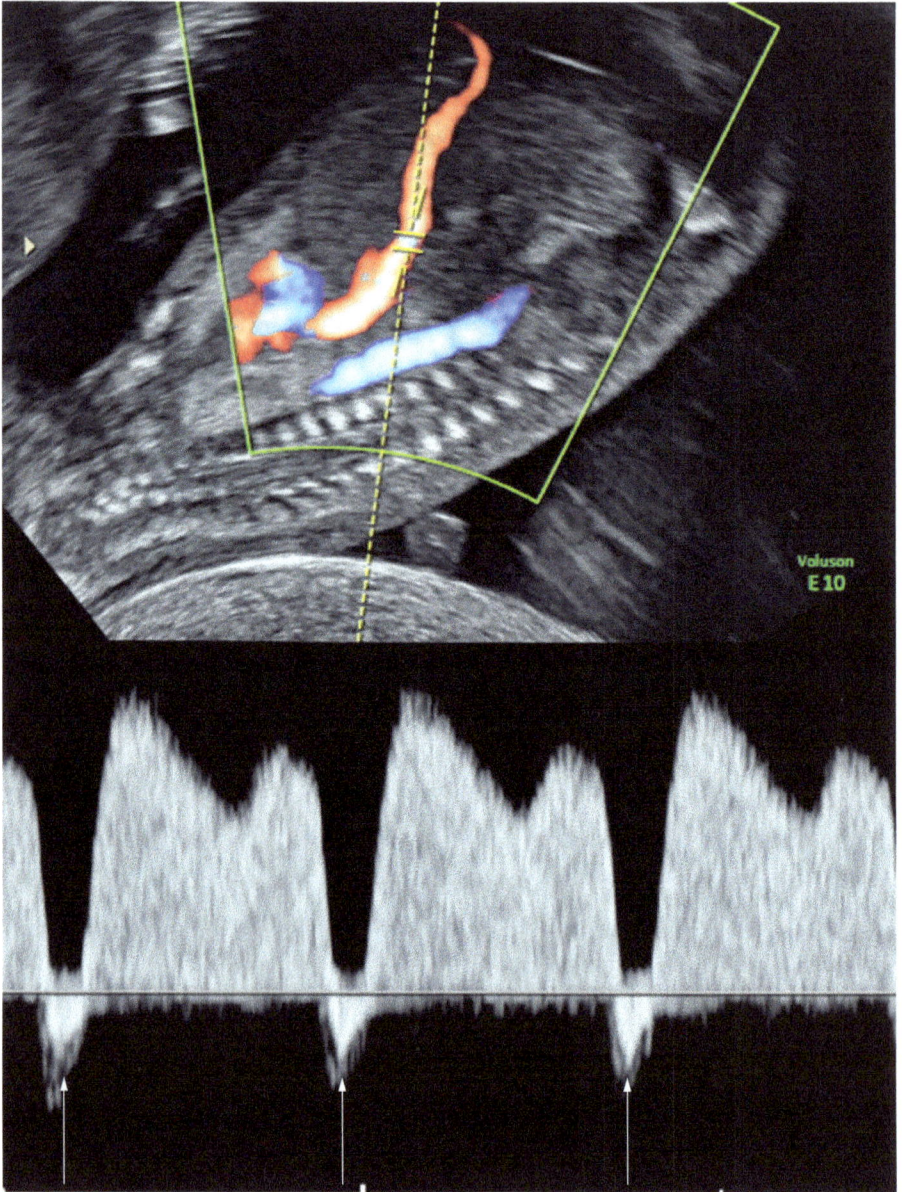

Abb. 3.127: 13 + 4 SSW, von einer negativen A-Welle (Pfeil) im D. venosus spricht man, wenn wiederholt ein deutlicher reverse Flow zu verzeichnen ist. Neben dem erhöhten Risiko für eine Aneuploidie kann eine negative A-Welle auch auf einen Herzfehler hindeuten.

3.2.2.3 Kriterien zur richtigen Messung des Trikuspidalklappenflusses

Nach den Vorgaben der FMF-UK (www.fetalmedicine.org):

- 11 + 0 bis 13 + 6 Schwangerschaftswochen
- Der Thorax sollte fast den gesamten Bildschirm ausfüllen mit einem apikalen Vier-Kammerblick des fetalen Herzens.
- Das gepulste Doppler sample volume hat eine Breite von 2–3 mm und liegt direkt über der Trikuspidalklappe.
- Der Insonationswinkel liegt bei max. 30°.
- Die Darstellungsgeschwindigkeit sollte bei 2–3 cm/s liegen.
- Eine Trikuspidalklappen-Regurgitation liegt vor, wenn die retrograde Pulsation länger als die Hälfte der Systole anhält und die Spitzengeschwindigkeit dabei mindestens bei 60 cm/s liegt.

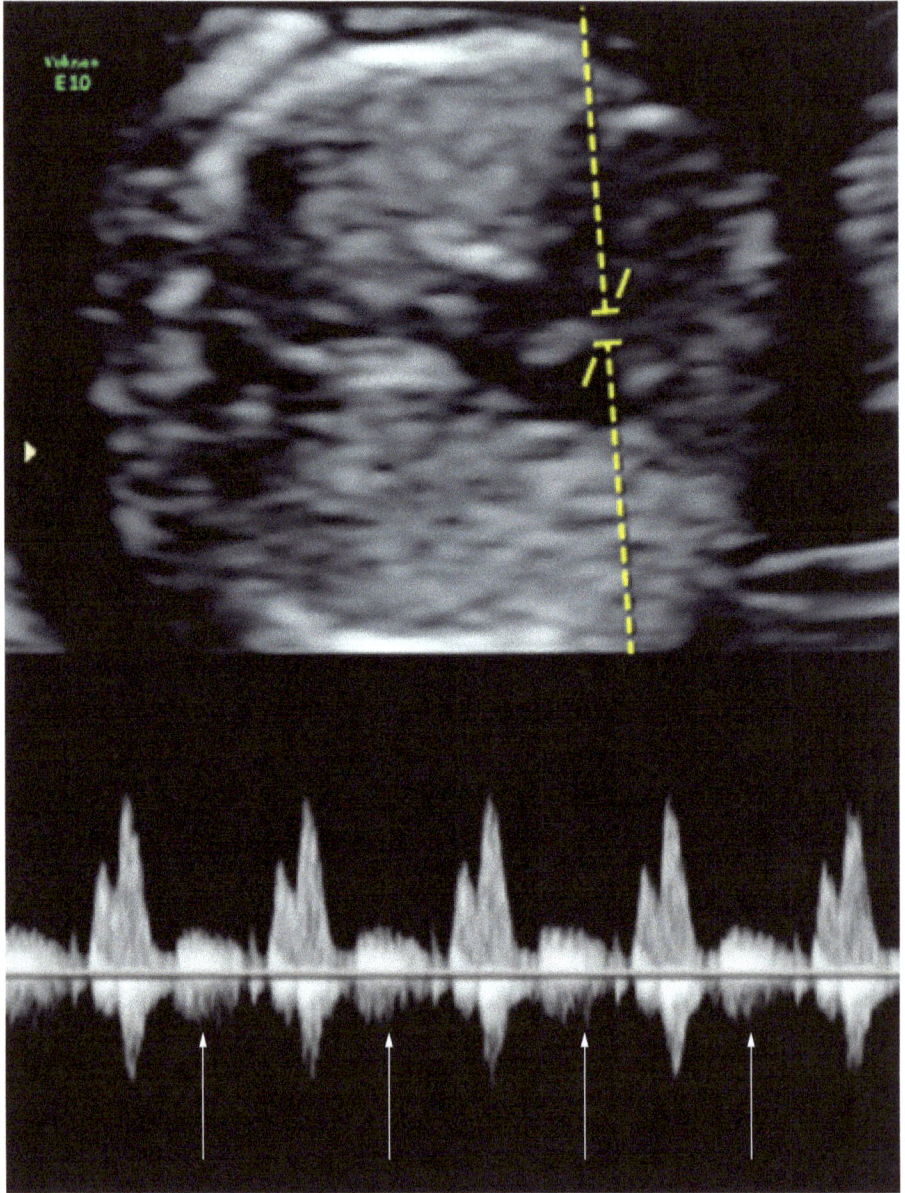

Abb. 3.128: Zur genauen Beurteilung des Blutflusses über der Trikuspidalklappe ist vor allem eine ausreichende Vergrößerung notwendig, die eine genaue Positionierung des sample volumes über der rechten Herzklappe ermöglicht (Anforderungen der FMF an die Untersuchung siehe Kap. 3.2.2.1–3.2.2.3). Betrachtet wird primär die Phase der Systole (Pfeile) zum Ausschluss einer Regurgitation.

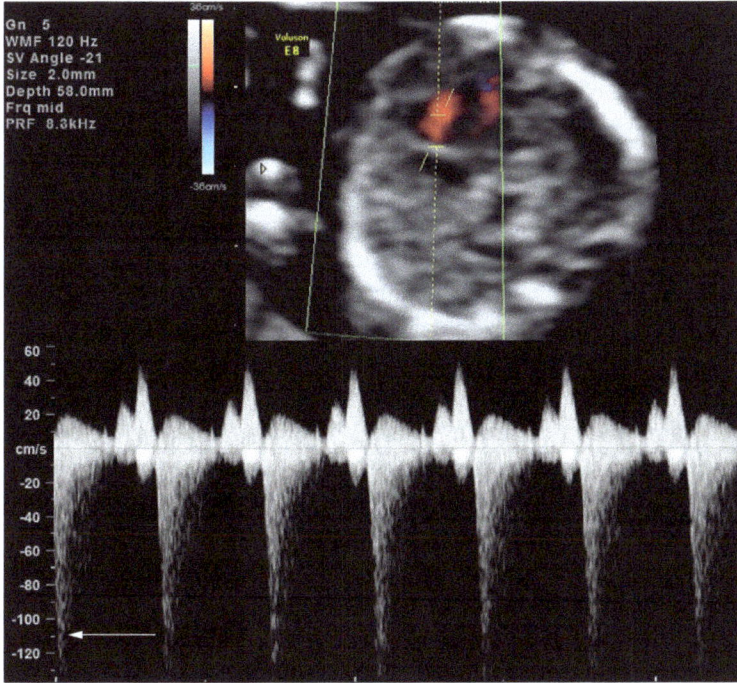

Abb. 3.129: 13 + 1 SSW, eine echte Trikuspidalregurgitation liegt erst dann vor, wenn der reverse Flow über mindestens die Hälfte der Systole andauert mit einer Geschwindigkeit von mindesten 60 cm/s. Im vorliegenden Fall sind es bis zu etwa 110 cm/s (Pfeil).

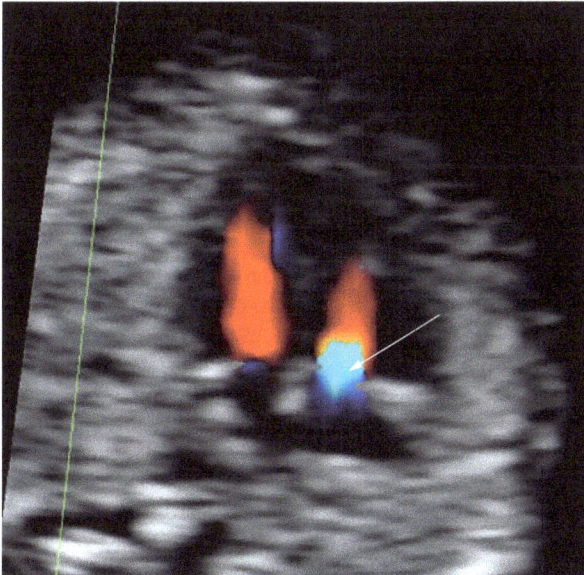

Abb. 3.130: 13 + 3 SSW, bereits im Farbdoppler kann ein erster Hinweis auf eine Trikuspidalregurgitation (Pfeil) erhalten werden. Eine sichere Diagnose ist aber erst über den Einsatz des gepulsten Dopplers möglich (siehe Abb. 3.129)

3.2.3 Invasive Diagnostik

Die Möglichkeiten der invasiven Diagnostik beschränkt sich im 1. Trimenon auf die Chorionzottenbiopsie (CVS) und in Ausnahmefällen auf eine frühe Amniozentese (AC). Die CVS wird ab 11 + 0 SSW durchgeführt und ist die Methode der Wahl bei erhöhtem Aneuploidierisiko oder strukturellen Fehlbildungen. Die Komplikationsrate ist mit der einer AC vergleichbar und nach aktuellen Studien bei erfahrenen Untersuchern mit ca. 0,1–0,2 % deutlich geringer als bisher angegeben. Das Risiko steigt bei Blutungen im 1. Trimenon, Schwangeren > 40 Jahre, einem BMI > 40, Nikotinabusus und einer Anamnese mit wiederholten Fehlgeburten. Die Sicherheit der Chorionzottendiagnostik ist in etwa vergleichbar mit der aus Fruchtwasserzellen, wenn sowohl die Kurzzeitkultur als auch die Langzeitkultur untersucht werden.

Problematisch kann die Durchführung einer CVS zur Bestätigung eines auffälligen NIPT bei unauffälligem ETS sein. Die Kurzzeitkultur nach ca. 24h stammt vom Zytotrophoblasten, ist also extraembryonalen Ursprungs und repräsentiert wie auch die cffDNA nicht den fetalen Chromosomenstatus. Erst die Langzeitkultur nach ca. 14 Tagen, die vom mesenchymalen Kern stammt, repräsentiert den fetalen genetischen Status und muss bei dieser Fallkonstellation abgewartet werden.

In sehr seltenen Fällen, bei denen aus technischen Gründen eine CVS sehr schwierig bis unmöglich erscheint (hoher BMI, retroflektierter Uterus, Hinterwandplazenta) und ein dringender Verdacht auf das Vorliegen einer chromosomalen Aberration besteht, kann nach entsprechender Aufklärung zum Ende des 1. Trimenons eine frühe AC sinnvoll erscheinen. Ein auffälliger Befund im FISH-Test kann dann den US-Verdacht bestätigen und die Wartezeit für die werdenden Eltern reduzieren.

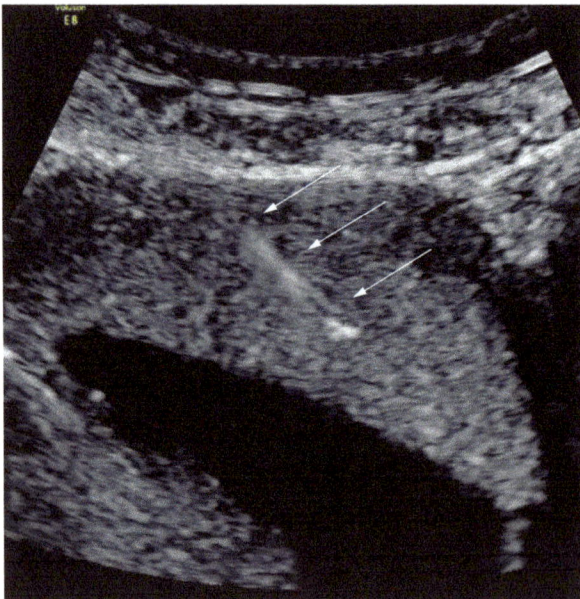

Abb. 3.131: Die Durchführung der Chorionzottenbiopsie (CVS) unter US-Kontrolle erlaubt zu jedem Zeitpunkt des Eingriffs eine genaue Kontrolle der Nadelführung (Pfeile). Für eine schonendere und gleichzeitig ausreichende Materialgewinnung sollte mit eher weniger Bewegungen dafür aber über längere Strecken in der Plazenta aspiriert werden.

3.2.4 Nicht invasive Pränataltests – Möglichkeiten und Grenzen

Die Diagnose von fetalen Aneuploidien aus freier DNA aus maternalem Blut in der Schwangerschaft hat 2011 bzw. in Deutschland 2012 Einzug in den Alltag der Pränataldiagnostik gehalten. Nicht zuletzt aufgrund des auf Seiten der werdenden Eltern als hoch empfundenen Risikos der diagnostischen Punktion hat die Nicht-Invasive Pränataldiagnostik (NIPD), obwohl sie eine IGEL-Leistung ist und anfangs mit Kosten von 1.200 Euro verbunden war, eine sehr schnelle Akzeptanz und Verbreitung gefunden. Der Begriff NIPD ist nicht unumstritten, einzelne Fachkollegen streiten darum, nur den Begriff NIPT (Nicht-invasive Pränatal Testung) anzuwenden, um darauf hinzuweisen, dass es sich bei der NIPD um eine Methode mit begrenzter Sensitivität und Spezifität handelt.

Das ist sicher richtig und kann gar nicht genug betont werden, dass aus einem pathologischen NIPD-Befund keine Konsequenz gezogen werden sollte, bevor der Befund nicht durch eine differenzierte Sonographie und möglichst auch diagnostische Punktion bestätigt wurde. Umgekehrt ist bei sonographisch hochgradigem Verdacht auf eine Aneuploidie grundsätzlich die diagnostische Punktion vorzuziehen, weil ihre Aussagekraft höher ist als die der NIPD und damit auch andere chromosomale Veränderungen (strukturelle Chromosomenanomalien, Array-CGH, gezielt molekulargenetische Diagnostik) erkannt werden können. Nichtsdestotrotz entscheiden sich auch bei Verdacht auf eine fetale Aneuploidie manche Schwangere für eine NIPD statt für eine diagnostische Punktion. Wenn dabei der NIPD-Befund unauffällig ist, sollte dies skeptisch betrachtet und unbedingt eine weitergehende humangenetische Beratung durch einen Facharzt für Humangenetik veranlasst werden, soweit dies nicht schon vor der NIPD erfolgt ist. Dies ist auch aus juristischen Gründen in Situationen mit Verdacht auf eine fetale Erkrankung empfehlenswert, soweit die Möglichkeiten vorhanden sind.

Dennoch ist der Streit um den Begriff NIPT versus NIPD lächerlich, wenn man die inzwischen gesicherte Sensitivität von ca. 99 % und die Spezifität um 99,9 % (zumindest für die Trisomie 21, mit Einschränkungen auch für die Trisomien 13 und 18, sicher aber nicht für das Turner-Syndrom und schon gar nicht für die Mikrodeletionssyndrome) betrachtet und die Leistungsfähigkeit mit der des kombinierten ETS (90 % Sensitivität und 95 % Spezifität) vergleicht. Wollen wir uns dann in Zukunft Pränataltester nennen und nicht mehr Spezialisten für Pränataldiagnostik?

Zu den grundlegenden Einschränkungen der NIPD gehört die Tatsache, dass entgegen der allgemeinen Wahrnehmung nicht fetale DNA, sondern im wesentlichen plazentare DNA untersucht wird (wie bei der Chorionzottenbiopsie, CVS). Wie bei jedem pathologischen CVS-Ergebnis muss die Frage beantwortet werden, ob es sich um ein plazentares Mosaik handelt oder der Fet mit ausreichend hoher Sicherheit von der Aneuploidie betroffen ist. Um ggfs. auch einen Abbruch der Schwangerschaft zu rechtfertigen, sollte bei jeder pathologischen NIPD neben einer differenzierten Sonographie, die am besten schon vor der NIPD erfolgt sein sollte, eine Bestätigung durch eine diagnostische Punktion veranlasst werden. Aus methodischen Gründen (s. o.) sollte es am besten eine Amniozentese sein.

Hierbei ist insbesondere bei sonografischem Verdacht auf die betreffende Aneuploidie und einem sich abzeichnenden Entschluss der Schwangeren zur Schwangerschaftsbeendigung auch die frühe Amniozentese zu rechtfertigen, um nicht bis zur 16. SSW warten zu müssen. Grundsätzlich gilt nach der internationalen Literatur nur die Amniozentese vor 14 + 0 SSW als Frühamniozentese, so dass auch bei weniger klarem Befund und noch offener Entscheidungssituation unter geeigneten Voraussetzungen die Amnozentese ab 14 + 0 SSW zu erwägen ist.

Wie hoch der positive prädiktive Wert eines pathologischen NIPD-Befundes in Abhängigkeit vom mütterlichen Alter ist, lässt sich mittels entsprechender Rechenprogramme online abschätzen. Falsch-positive NIPD Befunde sind bei etwa einer von 700 Untersuchungen zu erwarten (beim ETS etwa bei einer von 20 Untersuchungen). Im Falle eines falsch-positiven Befundes sollte nicht leichtfertig von einem Laborfehler ausgegangen werden, sondern im Rahmen einer genetischen Beratung eine weitere Abklärung erfolgen (Karyotyp der Schwangeren, evtl. Array-CGH, evtl. Tumorsuche etc).

Neben der hohen diagnostischen Aussagekraft der NIPD bezüglich der Aneuploidien Trisomie 21, 18 und 13 muss bedacht werden, dass dies für die Diagnose des Turner-Syndroms nicht gilt. Aus verschiedenen, auch biologischen Gründen (schwache maternale Mosaike ohne klinische Relevanz) liegt der positiv-prädiktive Wert der NIPD bei weniger als 10 %. Die Sensitivität ist ebenfalls schlechter als bei den Aneuploidien Trisomie 21, 18 und 13.

Ebenso ist der positive prädiktive Wert eines pathologischen Befundes der NIPD für Mikrodeletionen nur bei 10 % anzusetzen, hier aber eine gründliche Aufarbeitung des Befundes erforderlich, werden doch bei 10 % der Feten mit falsch-positiven Mikrodeletionsbefunden in der NIPD in einer anschließend durchgeführten Array-CGH relevante Chromosomenanomalien gefunden.

Bezüglich der Relevanz chromosomaler Veränderungen, die mittels der Zytogenetik, nicht aber mittels NIPD erkannt werden können, ist eine dänische Studie sehr aufschlussreich, die zeigte, dass ca. 20 % der pränatal erfassten chromosomalen Veränderungen nicht durch die NIPD feststellbar sind, während nur etwa 50 % der postnatal zytogenetisch erfassten Chromosomenanomalien durch die NIPD diagnostiziert werden konnten.

Zusammenfassend ist die NIPD eine wertvolle Bereicherung im Alltag in der Schwangerenbetreuung, die von den werdenden Eltern sehr gut akzeptiert und nachgefragt wird. Über die begrenzte Aussagekraft und begrenzte Aussagesicherheit darf man die Schwangere aber nicht im Unklaren lassen, wenn man sich nicht später womöglich Vorwürfen seitens der Eltern ausgesetzt sehen möchte. Dass vor der NIPD eine (möglichst qualifizierte) Sonographie und eine Aufklärung nach dem Gendiagnostikgesetz stehen muss, versteht sich von selbst.

3.3 Präeklampsiescreening

3.3.1 Stellenwert des Präeklampsiescreenings im 1. Trimenon

Die englische Organisation für Qualitätssicherung in der Medizin empfiehlt schon seit mehr als 10 Jahren, dass im 1. Trimenon der Schwangerschaft eine Risikoeinschätzung bezüglich häufiger Schwangerschaftsrisiken wie Präeklampsie und Plazentainsuffizienz erfolgen soll, um zu entscheiden, ob die Schwangere von einer Prophylaxe mit low-dose Aspirin profitieren könnte. Diese Einschätzung beruhte bis 2009 im Wesentlichen auf der Anamnese, dem Gewicht (BMI) und Vorerkrankungen der Schwangeren wie Hypertonus und Diabetes.

2009 hat Prof. Nikolaides einen Algorithmus entwickelt, um zusätzliche Faktoren wie z. B. den aktuellen Blutdruck der Schwangeren, die uterine Perfusion (Pulsatilitätsindex in den beiden Uterinarterien) und biochemische Parameter wie PAPP-A und PlGF zu berücksichtigen. Mit diesem Algorhythmus lassen sich 90 % der Schwangeren, die eine Präeklampsie vor der 35. SSW entwickeln werden, bei einer falschpositiven Rate von 10 % erreichen. Da aber nur 0,4 % aller Schwangeren eine frühe Präeklampsie entwickeln, ist der positiv-prädiktive Wert eines Risikos > 90er Perzentile immer noch gering. Die Konsequenz aus einer frühen Erkennung eines erhöhten Risikos, das mit der gestörten Trophoblastinvasion verbunden ist, ist die Prophylaxe mit low-dose Aspirin.

Zwei wesentliche Metaanalysen zur Effektivität des low-dose Aspirin zur Senkung von mit einer gestörten Trophoblastinvasion assoziierten Schwangerschaftskomplikationen ergaben, dass der Effekt der Aspirinprophylase, der in zahlreichen prospektiv-randomisierten Studien bewiesen wurde, größer ist, wenn mit der Prophylaxe vor der 17. SSW begonnen wird.

Nikolaides hat eine prospektiv-randomisierte Multicenterstudie initiiert (ASPRE-Trial), die untersucht, ob der Algorithmus beim ETS mit anschließender ASS-Prophylaxe die Rate an Präeklampsien und anderen Komplikationen senken kann. Deren Ergebnisse sind inzwischen veröffentlicht und ergeben eine Senkung des Risikos der frühen Präeklampsie von 80 %. In der ASPRE Studie wurden 150 mg ASS verabreicht, weil bei einer Dosis von 100 mg eine dosisanhängige Aspirinresistenz bei bis zu 30 % der Bevölkerung zu erwarten ist, bei 150 mg lediglich bei 5 %.

Aufgrund der vorliegenden wissenschaftlichen Daten ist es also wünschenswert, die Frage, ob eine Schwangere von einer ASS-Prophylaxe profitieren könnte, spätestens beim ETS zu beantworten, um ggfs. vor der 17. SSW mit einer low-dose ASS-Gabe beginnen zu können. Diese Frage lässt sich sicher am besten anhand der Kombination der verfügbaren Daten (Anamnese, BMI, Vorerkrankungen, Blutdruck, wenn verfügbar uterine Perfusion, wenn vorhanden PAPP-A oder eventuell besser PlGF) beantworten.

Nicht unproblematisch sind allerdings zwei Fragen:

1. Ist eine Testpositivenrate von 10 % bei relativ geringem positiv-prädiktivem Wert für die frühe Präeklampsie in Deutschland vertretbar und anwendbar?
2. Welche Aspirindosis ist sinnvoll?

In Deutschland gibt es kein Präparat mit 150 mg ASS und diese Dosis ist auch (noch) nicht allgemein verbreitet. Wenn nun NUR 100 mg verabreicht werden, ist dann eine (labortechnisch mögliche) Bestimmung der Aspirinwirkung bzw. Aspirinresistenz erforderlich?

Die deutschen Fachgesellschaften haben zu diesen Detailfragen bisher keine praktisch umsetzbaren Stellungnahmen abgegeben. Die Leitlinie der DGGG zur Hypertonie in der Schwangerschaft empfiehlt aber ausdrücklich, bei Risikoschwangeren frühzeitig mit der Aspirinprophylaxe zu beginnen. Dass die ASS-Prophylaxe keine schädlichen Effekte für die embryonale Entwicklung und den Schwangerschaftsverlauf hat, ist hinlänglich belegt. Allenfalls für die Frage der vorzeitigen Plazentalösung gab es in Metaanalysen statistisch nicht signifikante Hinweise auf eine mögliche geringe Risikoerhöhung durch die Prophylaxe.

Zusammenfassend sollte das ETS neben der Fehlbildungsdiagnostik und dem Screening auf chromosomale Anomalien auch als Screeninguntersuchung für mit einer gestörten Trophoblastinvasion assoziierte Schwangerschaftskomplikationen genutzt werden, um ggf. über den Sinn einer ASS-Prophylaxe entscheiden zu können, die möglichst vor der 17. SSW initiiert werden sollte.

3.3.2 Doppler der Arteria uterina

Zur korrekten Messung der Widerstände in den Aa. uterinae sollte man, anders als im zweiten und dritten Trimenon, beim ETS zunächst die Cervix aufsuchen. Egal ob von abdominal oder vaginal gemessen, sollte dann ein diskreter Schwenk nach lateral vollzogen werden, um die Gefäße darzustellen.

Im Vergleich zum 2. Trimenon sind die gemessenen Widerstände physiologisch prinzipiell höher und auch ein Notch kommt wesentlich häufiger vor. Er hat aber keine vergleichbare Bedeutung wie z. B. zum Zeitpunkt der Feindiagnostik um die 22. SSW. Der entscheidende Messwert ist der Pulsatility Index (PI). Zur besseren Einordnung der gemessenen Werte kann man entsprechende Verteilungskurven unter Berücksichtigung der 5.–95. Percentile nutzen oder MoM-Werte ermitteln.

Für eine korrekte Messung des uterinen Widerstandes wurden von der FMF-UK bestimmte Qualitätsstandards festgelegt:

- Einstellung einer sagittalen Schnittbildebene
- US-Einfallswinkel < 30°
- Blutflussgeschwindigkeit mindestens 60 cm/sec
- sample volume maximal 2 mm

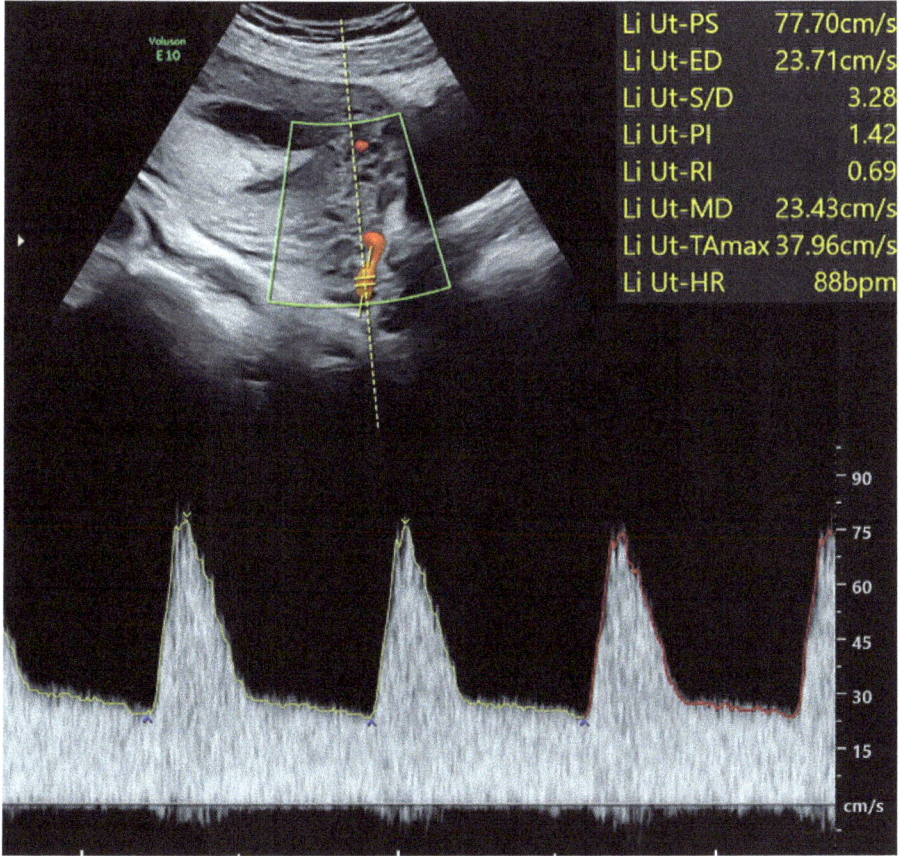

Li Ut-PS	77.70cm/s
Li Ut-ED	23.71cm/s
Li Ut-S/D	3.28
Li Ut-PI	1.42
Li Ut-RI	0.69
Li Ut-MD	23.43cm/s
Li Ut-TAmax	37.96cm/s
Li Ut-HR	88bpm

Abb. 3.132: 13 + 0 SSW, die Messung des Pulsatility Index in der A. uterina sollte immer in einem parazervikalen Sagittalschnitt bei einem Einfallswinkel des US von < 30° und einem sample volume von 2 mm gemessen werden. Zur Abgrenzung von anderen Gefäßen sollte die Blutflussgeschwindigkeit immer über 60 cm/s liegen.

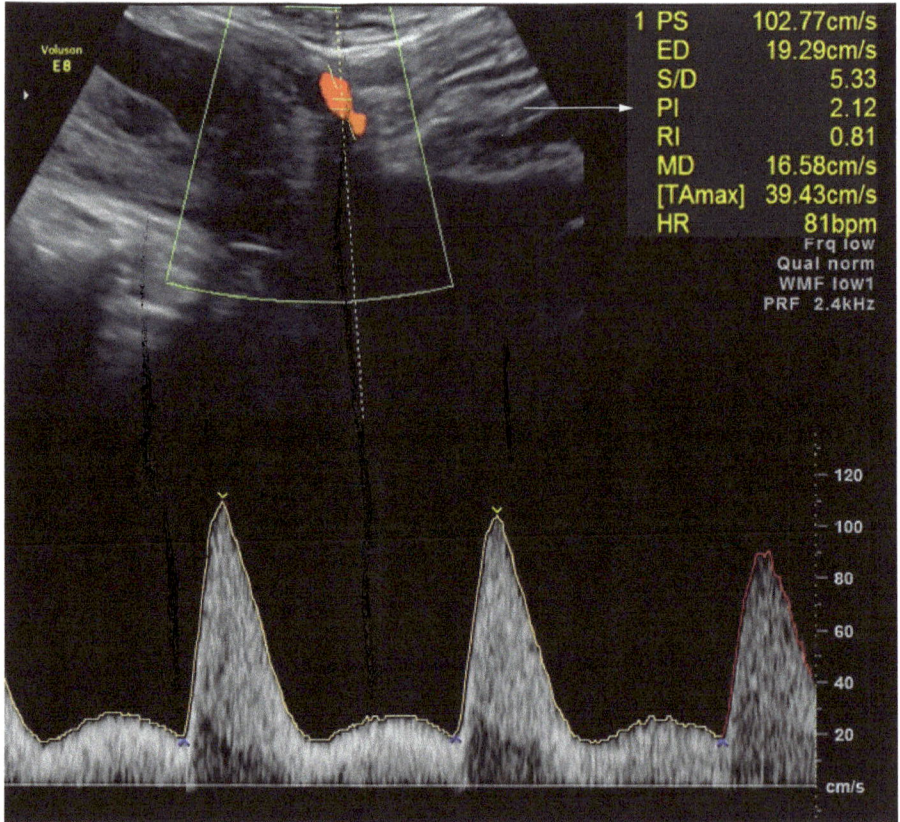

Abb. 3.133: 13 + 3 SSW, der hier gemessene Pulsatility Index von 2,1 (Pfeil) entspricht bei 13 SSW der 90. Percentile. Der deutlich häufiger vorkommende Notch hat nicht die gleiche prädiktive Bedeutung wie im 2. Trimenon.

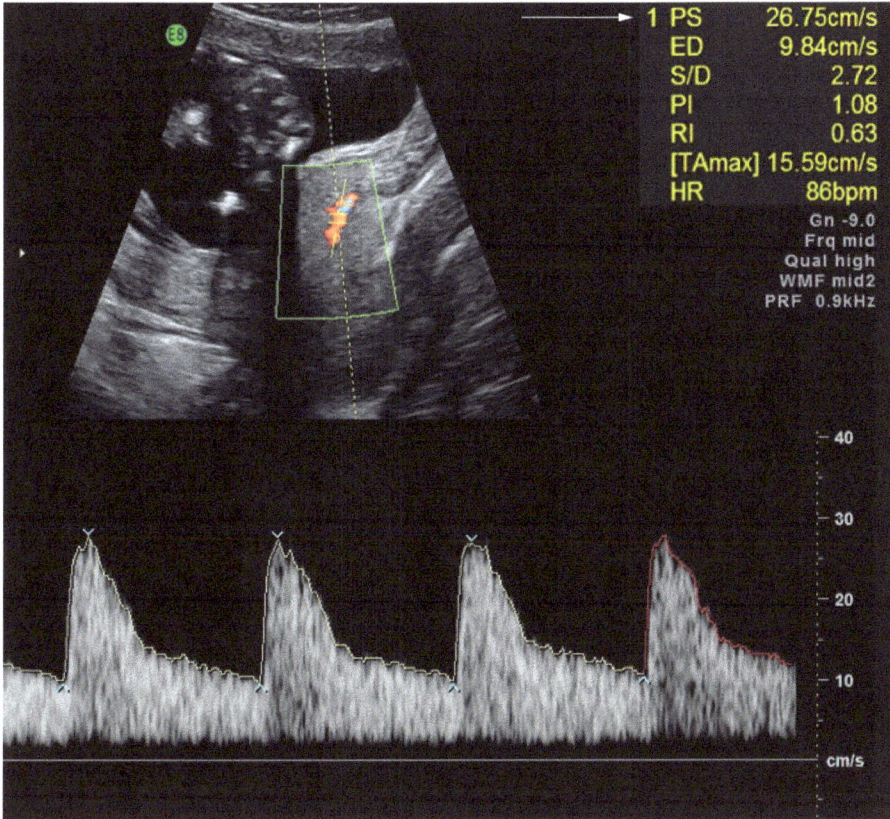

Abb. 3.134: 13 + 2 SSW, die hier abgebildete Widerstandsmessung erfüllt zwar die Voraussetzungen für eine richtige Messung, sie ist aber dennoch nicht korrekt! Die Geschwindigkeit liegt deutlich unter 60 cm/s (Pfeil).

Literatur

[1]   Abuhamad A, Chaoui R. A Practical Guide to Fetal Echocardiography: Normal and Abnormal Hearts. 3 rd ed. Philadelphia, PA: Wolters Kluwer Health/Lippincot Williams & Wilkins, 2015.

[2]   Akolekar R, Beta J, Picciarelli G, Ogilvie C, D'Antonio F, et al.: Procedure-related risk of miscarriage following amniocentesis and chorionic villus sampling: a systematic review and meta-analysis. Ultrasound Obstet Gynecol 2015;45:16-26.

[3]   American Institute of Ultrasound in Medicine. AIUM practice guideline fort he performance of obstetric ultrasound examinations. J Ultrasound Med 2013;32:1083-101.

[4]   Bakker M, Pajkrt E, Bilardo CM. Increased nuchal translucency with normal karyotype and anomaly scan: what next? Best Pract Res Clin Obstet Gynecol 2014;28:355-66.

[5]   Becker R, Wegner RD. Detailed screening for fetal anomalies and cardiac defects at the 11-13-week scan. Ultrasound Obstet Gynecol 2006;27:613-8.

[6]   Bianchi DW1, Parker RL, Wentworth J, et al. CARE Study Group. DNA sequencing versus standard prenatal aneuploidy screening. N Engl J Med 2014 Feb 27;370(9):799-808.

[7]   Chaoui R, Orosz G, Heling KS, Sarut-Lopez A, Nicolaides KH. Maxillary gap at 11-13 weeks of gestation: marker of cleft lip and palate. Ultrasound Obstet Gynecol 2015;46:665-9.

[8]   Chaoui R, Nicolaides KH. Detecting open spina bifida at the 11–13-week scan by assessing intracranial translucency and the posterior brain region: mid-sagittal or axial plane? Ultrasound Obstet Gynecol. 2011;38:609-12.

[9]   Faber R, Stepan H. Sonografische Beurteilung des unteren Uterinsegmentes in der Schwangerschaft. Frauenarzt. 2017;58:825-35.

[10] Fontanella F, Duin L, Adama van Scheltema PN, et al. Fetal megacystis: prediction of spontaneous resolution and outcome. Ultrasound Obstet Gynecol. 2017;50:458-63.

[11] Grande M, Arigita M, Borobio V, Jimenez JM, Fernandez S, Borrell A. First trimester detection of structural abnormalities and the role of aneuploidy markers. Ultrasound Obstet Gynecol. 2012;39:157-63.

[12] Hagen A, Entezami M, Gasiorek-Wiens A, et al. The Impact of First Trimester Screening and Early Fetal Anomaly Scan on Invasive Testing Rates in Women with Advanced Maternal Age. Ultraschall in Med. 2011;32:302-6.

[13] Hoopmann M, Kagan KO. Das fetale Profil im ersten Trimenon – mehr als nur NT. Ultraschall in der Medizin. 2017;611-8.

[14] Iliescu D, Tudorache S, Comanescu A, et al. Improved detection rate of structural abnormalities in the first trimester using an extended examination protocol. Ultrasound Obstet Gynecol. 2013;42:300-9.

[15] Kagan KO, Staboulidou I, Syngelaki A, Cruz J, Nicolaides KH. The 11-13-week scan: diagnosis and outcome of holoprosencephaly, exomphalos and megacystis. Ultrasound Obstet Gynecol. 2010;36:10-4.

[16] von Kaisenberg C, Chaoui R, Häusler M, et al. Qualitätsanforderungen an die weiterführende differenzierte Ultraschalluntersuchung in der pränatalen Diagnostik (DEGUM-Stufen II und III) im Zeitraum 11-13 + 6 Schwangerschaftswochen. Ultraschall in der Medizin. 2016;37:297-302.

[17] Kähler C, Gembruch U, Heling KS, Henrich W, Schramm T. Empfehlungen der DEGUM zur Durchführung von Amniozentese und Chorionzottenbiopsie. Ultraschall in Med. 2013;34:435-40.

[18] Karim JN, Roberts NW, Salomon LJ, Papageorghiou AT. Systematic review of first trimester ultrasound screening in detecting fetal structural anomalies and factors affecting screening performance. Ultrasound Obstet Gynecol. 2017;50(4):429-41.

[19] Krakow D, Lachman RS, Rimoin DL. Guidelines fort he prenatal diagnosis of skeletal dysplasias. Genet Med. 2009;11:127-33.

[20] Lo YM: Noninvasive prenatal diagnosis in 2020. Prenat Diagn. 2010;30(7):702-3.

[21] Lo YM, Corbetta N, Chamberlain PF, et al. Presence of fetal DANN in maternal plasma and serum. Lancet 1997;350:485-7.
[22] Nicolaides KH, Brizot ML, Snijders RJ. Fetal nuchal translucency: ultrasound screening for fetal trisomy in the first trimester of pregnancy. Br J Obstet Gynecol. 1994;101;782-6.
[23] Nicolaides KH. Screening for fetal aneuploidies at 11 to 13 weeks. Prenat Diagn. 2011;31:7-15.
[24] Paladini D. Fetal micrognathia: almost always an ominous finding. Ultrasound Obstet Gynecol. 2010;35:377-384.
[25] Rice KJ, Ballas J, Lai E, Hartney C, Jones MC, Pretorius DH. Diagnosis of fetal limb abnormalities before 15 weeks: cause for concern. J Ultrasound Med. 2011;30:1009-19.
[26] Rolnik DL, Wright D, Poon LCY, et al. ASPRE trial: performance of screening for preterm pre-eclampsia. Ultrasound Obstet Gynecol. 2017;50:492-5.
[27] Syngelaki A, Chelemen T, Dagklis T, Allan L, Nicolaides KH. Challenges in the diagnosis of fetal non-chromosomal abnormalities at 11-13 weeks. Prenat Diagn. 2011;31:90-102.
[28] Timor-Tritsch IE, Monteagudo A, Santos R, Tsymbal T, Pineda G, Arslan AA. The diagnosis, traetment and follow-up of cesarean scar pregnancy. Am J Obstet Gynecol. 2012;207:44.e1-44.e13.
[29] Tuuli MG, Norman SM, Odibo AO, Macones GA, Cahill AG. Perinatal outcomes in women with subchorionic hematoma: a systematic review and meta analysis. Obstet Gynecol. 2011;117(5):1205-12.
[30] Volpe P, Muto B, Passamonti U, et al. Abnormal sonographic appearance of posterior brain at 11-14 weeks and fetal outcome. Prenat Diagn. 2015;35:717-23.
[31] Wulff CB, Gerds TA, Rode L, et al. Risk of fetal loss associated with invasive testing following combined first-trimester screening for Down syndrome: a national cohort of 147987 singleton pregnancies. Ultrasound Obstet Gynecol. 2016;47:38-44.

Webseiten

[32] Mutterschaftsrichtlinien 2013. www.g-ba.de/informationen/richtlinien/19/
[33] Deutsche Gesellschaft für Ultraschall in der Medizin. www.degum.de/en/sektionen/gynaekologie-geburtshilfe/informationen-zum-fach.html
[34] International Society of Ultrasound in Obetstrics and Gynecology. www.isuog.org/clinical-resources/isuog-guidelines/practice-guidelines-english.html
[35] Fetal Medicine Foundation. fetalmedicine.org/education/the-11-13-weeks-scan

www.ingramcontent.com/pod-product-compliance
Lightning Source LLC
Chambersburg PA
CBHW061749260326

41914CB00006B/1049